改訂版

うつ病

患者のための最新医学

監修　坪井康次
東邦大学医学部名誉教授

高橋書店

はじめに

厚生労働省の調査によりますと、２０１７年の日本のうつ病の患者数（躁うつ病を含む）は１２７・６万人と報告されています。つまり、全人口（1億2千万人）の約10％がうつ病にかかっていることになります。また、同じ厚生労働省が２０１３年から２０１５年までに行った調査では、過去12カ月にうつ病になった患者さんが医療機関を受診した割合は30・３％でした。つまり、うつ病の患者さんの7割はきちんと医師を受診していないということになります。

うつ病は、いまや、だれでもかかりうる「ありふれた病気」といえますが、しかし、うつ病は決して軽く見てはいけない病気です。放置しておけば確実に悪化し、自殺のおそれさえあるこわい病気でもあります。

うつ病は、早期に発見して適切に治療すれば、十分に治すことができる病気です。そのためには、患者さん本人や周囲の人が早く気づいて、専門家による適切な治療を受けることが何よりも大切です。

うつ病の治療は、薬物による「薬物療法」と十分な「休養」が二つの大きな柱です。そして、状況に応じて、認知行動療法などの「精神療法」が行われます。また、患者さんの日常生活の改善や生活習慣の見直しも必要です。

残念ながら、うつ病は再発しやすい病気です。ですから、再発をいかに防ぐかが、うつ病治療では非常に重要です。再発予防のためには、「医師の処方した薬をきちんと飲みつづける」ことだけでなく、「生活のリズムをととのえて、ストレスをためない生活に改める」「うつ病になりやすい考え方や見方を変える」といったことも大切なポイントとなります。

本書は、年々ふえつづけているうつ病という心の病気を、患者さん本人はもとより、家族や職場などまわりの人々にも正しく理解していただくために、うつ病の症状や最新の治療法などをできるだけわかりやすく解説いたしました。うつ病を正しく知ることが、うつ病の治療につながります。患者さんの心の健康を取り戻すために、本書が少しでもお役に立てば幸いです。

東邦大学医学部名誉教授　坪井康次

患者のための最新医学　うつ病　改訂版　目次

第2章　うつ病とはどんな病気？　45

第3章　うつ病はどうして起こる？　77

企画・編集／海琳社
カバーデザイン／尾崎利佳（フレーズ）
カバーイラスト／てづかあけみ
本文デザイン／あおく企画
本文イラスト／堀込和佳
プロデュース／高橋インターナショナル

※本書の情報は基本的に２０２１年１月現在のものです。

第1章

うつ病の症状についてよく知ろう

こんな症状はありませんか？

Point

▼「いつもと何か違う」はうつ病のサインかもしれない
▼心の病気は気づかないうちに進行する
▼「うつ病かもしれない」と思ったら、がまんしないで病院へ

心の変調に早く気づくことがポイント

うつ病に早く気づくためには、ちょっとした**うつ病の「サイン」を見逃さない**ことがポイントです。

わけもなく体が苦しい、気分が落ち込む、眠れない、食欲がないなど、少しでも「おかしいな」「どうも様子がいつもと違う」と感じたら、まずは簡単な自己チェックをしてみましょう（左ページ）。

ただし、うつ病の症状は実にさまざまです。多様な症状に加え、不安障害など、よく似た症状を示すほかの病気もありますので、自分でうつ病かどうかの判断をすることは、それほど簡単ではありません。また、症状が軽い場合は、**自分がうつ病にかかっていることにまったく気づかない**ことも少なくありません。

気分の落ち込みやゆううつな感じなどは、それまでにもふつうに経験していることなので、そのうち治るだろうと軽く考えて、そのために放置して病気を悪化させてしまうケースも多く見られます。また、まさか自分がうつ病にかかることはないだろうと過信することも禁物です。

うつ病は、放置するとどんどん悪化する

うつ病は、最初はどの症状も軽いのですが、放置するといつのまにか症状がどんどん悪化し、考え方も悲観的・絶望的になり、最悪の場合は自殺という取り返しのつかない事態をまねくこともあるこわい病気です。

自己チェックをしてみて、思いあたる項目が多い場合には、がまんせず、とにかく病院へ行って専門医にみてもらうことをおすすめします。

■うつ状態チェックリスト

- □朝、いつもより早く目が覚める
- □朝、起きたとき、陰気な気分がする
- □朝、いつものように新聞やテレビを見る気になれない
- □服装や身だしなみにいつものように関心がない
- □仕事にとりかかる気になかなかなれない
- □仕事にとりかかっても根気がない
- □決断がなかなかつかない
- □いつものように気軽に人に会う気になれない
- □何となく不安でイライラする
- □これから先やっていく自信がない
- □「いっそのこと、この世から消えてしまいたい」と思うことがよくある
- □テレビがいつものようにおもしろくない
- □さびしいのでだれかにそばにいてほしい、と思うことがよくある
- □涙ぐむことがよくある
- □夕方になると気分が楽になる
- □頭が重かったり痛んだりする
- □性欲が最近は落ちた
- □食欲も最近落ちている

※上記のような状態が「長くつづいている」なら、うつ病の可能性があります。「ときどきある程度」であれば、それほど心配はいりません。

（笠原嘉『軽症うつ病』〈1996年〉より一部改変）

うつ病は自分では気づきにくい

Point

- ▼ふつうの「ゆううつな感じ」と思って病気に気づかないことも
- ▼うつ病の症状はまわりから「怠けている」などと誤解されやすい
- ▼「気づき」には家族の目も大切。様子がおかしいと思ったら、できるだけ早く病院へ

まわりからは怠けているように見える

前に述べたように、うつ病を早期発見するためには、できるだけ早くうつ病のサインに気づくことが大切です。ただ、うつ病の症状である「ゆううつな感じ」「気分の落ち込み」「食欲不振」「不眠」などは、日常生活の中でだれでも一度や二度は経験することなので、本人はもとより、家族など周囲の人もまさかうつ病とは思わず、つい見すごしてしまうことがあります。

また、本人も、「やる気が出ない」「疲れやすくなった」といった不調を何となく感じていても、「一時的なものだろう」「仕事が忙しいから疲れがたまっただけ」などと解釈して、うつ病の兆候を見逃してしまいがちです。一方、家族など周囲の人からは、うつ病の人の症状は、「無気力」「怠《なま》けている」「だらしがない」「ごろごろ寝てばかりいる」「ため息ばかりついている」というふうに見えることがあります。

また、本人が心の不調を訴えても、家族や周囲の人が、「たいしたことはない」「気のせいだ」と勝手に決めつけてしまうこともあります。

しかし、家族などは、いつも身近にいて、本人のふだんの状態をいちばんよく知っているはずです。外から見て**「これまでとは様子が違う」**ということに気づいたら、なるべく早く本人に病院へ行くことをすすめましょう。少なくとも、朝、学校や会社に行きたがらなかったり、食欲が減退して衰弱してくるような状態であれば、病気を悪化させないためにも、できるだけ早く病院へ連れていくことが大切です。

■ 家族が気づく変化・異変

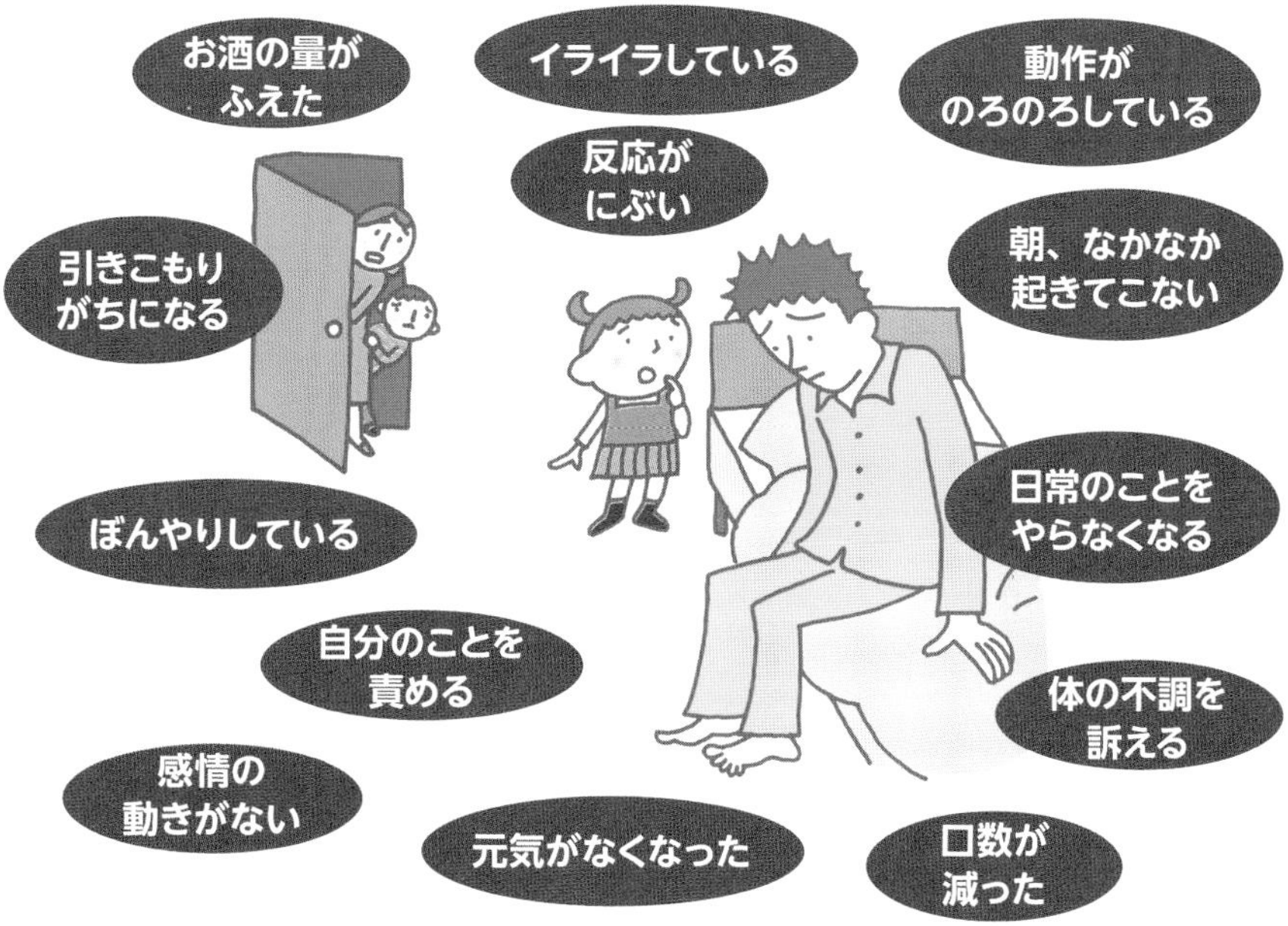

■ 職場で気づく変化・異変

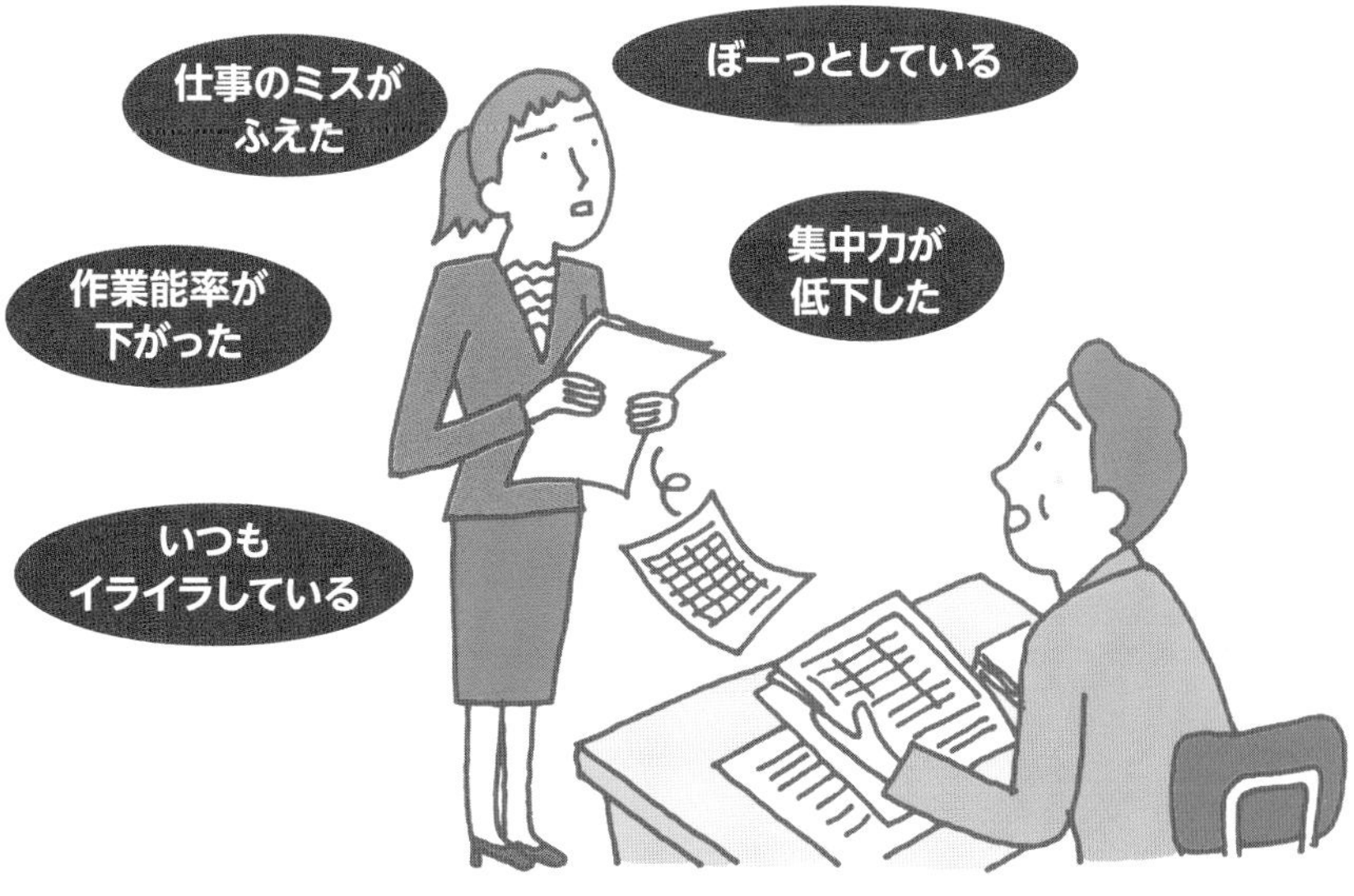

うつ病は心と体に症状があらわれる

Point

- うつ病の症状は「精神的な症状」と「身体的な症状」に分けられる
- 精神症状は「抑うつ気分」「興味・喜びの喪失」「精神運動抑制」「思考制止」など
- 睡眠障害はほとんどの患者さんにあらわれる。中でも「早朝覚醒」が多い

うつ病の3つの精神的な症状

うつ病の症状は、「精神的な症状」と「身体的な症状」に大きく分けることができます(詳しくは後述)。

精神的な症状は、さらに、「感情面の症状」「意欲・行動面の症状」「思考面の症状」の３つに分けることができます。

感情面の症状の中核にあるのは**「抑《よく》うつ気分」**と**「興味・喜びの喪《そう》失《しつ》」**で、ゆううつ感、悲哀《ひあい》感、不安感、焦燥《しょうそう》感などとして感じられます。

意欲・行動面の症状は、簡単にいえば、「エネルギーが低下した状態」「ブレーキがかかった状態」です。医学的には**「精神運動抑制《よくせい》」**と呼ばれる状態です。意欲が低下して、行動力や決断力がにぶくなります。

思考面では、思考が停滞して、頭が働かなくなります(**思考制止《せいし》・思考抑制**)。また、ものごとを悪いほうへ悪いほうへと考えてしまう「マイナス思考」におちいり、考え方が悲観的になります。さらに、自己を過小評価し、すべて自分が悪いと自《じ》責《せき》の念にかられます。

うつ病は体全体の病気

うつ病は心の病気ですが、それがもとで体にもさまざまな症状があらわれます。

中でも**「睡眠障害（不眠）」はもっとも頻度が高い症状**です。うつ病の不眠の特徴としては、「早朝覚醒《かくせい》」があげられます。不眠によって熟睡できないため、疲労感が残ります。

ほかにも、痛みやだるさ、肩こり、食欲不振、体重減少、下痢、便秘など、その身体症状は多様です。

■ うつ病の主な症状

1 感情面の症状（抑うつ気分）

●いつまでもゆううつな気分がつづく ●気分が落ち込む（気分が晴れない） ●ため息の回数が多くなる ●気持ちがすっきりしない ●悲しい ●さびしい ●むなしい ●おもしろくない（楽しくない） ●感動がない ●何の感情もわかない ●感情が抑えられない ●勝手に涙が流れる ●イライラする ●怒りっぽくなる ●不安が頭から離れない ●焦燥感にとらわれる

2 意欲・行動面の症状（精神運動抑制）

●何もする気になれない（無気力・意欲の低下） ●何をするのもおっくうになる ●動作が緩慢になる ●何をするにも時間がかかる ●集中力の低下 ●決断力の低下 ●記憶力の低下 ●仕事や家事能力の低下 ●だれとも会いたくない ●出かける気にならない ●だれかと話すことが苦痛になる ●無口になる ●性的欲求の低下

3 思考面の症状（思考制止・認知のゆがみ）

●考えがまとまらない ●アイディアがわかない ●頭が働かない ●極端に悲観的になる ●劣等感にとらわれる ●自分を責める（自責感） ●マイナス思考におちいる ●考え方に柔軟性がなくなり、一つの考えにとらわれる ●ささいな、つまらないことにとらわれる ●確かな根拠がないのに決めつける ●過去にこだわり、取り返しがつかないと思い込む ●心気妄想《しんきもうそう》 ●被害妄想 ●忌避《きひ》妄想 ●貧困妄想 ●罪業《ざいごう》妄想 ●自殺念慮《ねんりよ》

4 身体症状

●睡眠障害（早朝覚醒、中途覚醒、入眠障害） ●倦怠感・疲労感 ●食欲不振 ●体重減少 ●頭痛・頭重感 ●肩こり・首の痛み・腰痛 ●めまい・立ちくらみ ●動悸・息苦しさ ●消化器症状（吐き気、腹痛、便秘、下痢） ●耳鳴り ●手足のしびれ ●声が出にくい ●口渇《こうかつ》・味覚異常
●月経異常 ●インポテンツ

「ゆううつな気分」と「うつ病」の違い

Point

- ▼強い落ち込みが数週間以上もつづくようなら、うつ病の疑いが
- ▼うつ病は、気分の落ち込みとともに不眠などの身体症状もあらわれる
- ▼うつ病では、朝方が特に調子が悪く、夕方から夜にかけてよくなってくる

うつ病の落ち込みは程度が強く長くつづく

だれでも強いストレスを受けたときなど、一時的にゆううつな気分になったり、落ち込んだりします。こうした通常のゆううつな気分や落ち込みと、「うつ病」の抑うつ症状には、どのような違いがあるのでしょうか。

①強い落ち込みが数週間以上つづく…うつ病の場合、強い落ち込み（抑うつ症状）が数週間以上、ときには1年以上つづきます。落ち込みの原因となった問題が解決すれば気分がよくなるようなら、うつ病の心配はありません。

②何をしても楽しいと感じない…何をしても、何を見ても、何を食べても、うれしい、楽しい、おいしいという感情がわかなくなったらうつ病の可能性があります。趣味やスポーツなどで気分転換ができ、気持ちが楽になるようなら、うつ病の心配はありません。

③不眠や食欲不振がつづき、疲労感（倦怠感）が抜けない…気分の落ち込みとともに、眠れない、食欲がなく体重が落ちた、休んでも疲れがとれない、などの体の症状があるときはうつ病の疑いがあります。

④特に朝方に気分が落ち込む…うつ病の症状の大きな特徴に「日内《にちない》変動」があります。うつ病の場合、一般的に朝方が非常に気分の落ち込みが激しく、夕方から夜にかけて徐々によくなっていきます。

⑤仕事や家事が手につかない…意欲が低下して、何もやりたくなくなり、日常生活に支障をきたすようになったら、うつ病の可能性があります。一時的な気分の落ち込みの場合は、何とかふだんの生活が送れます。

■ 健康な状態と病的な状態の違い

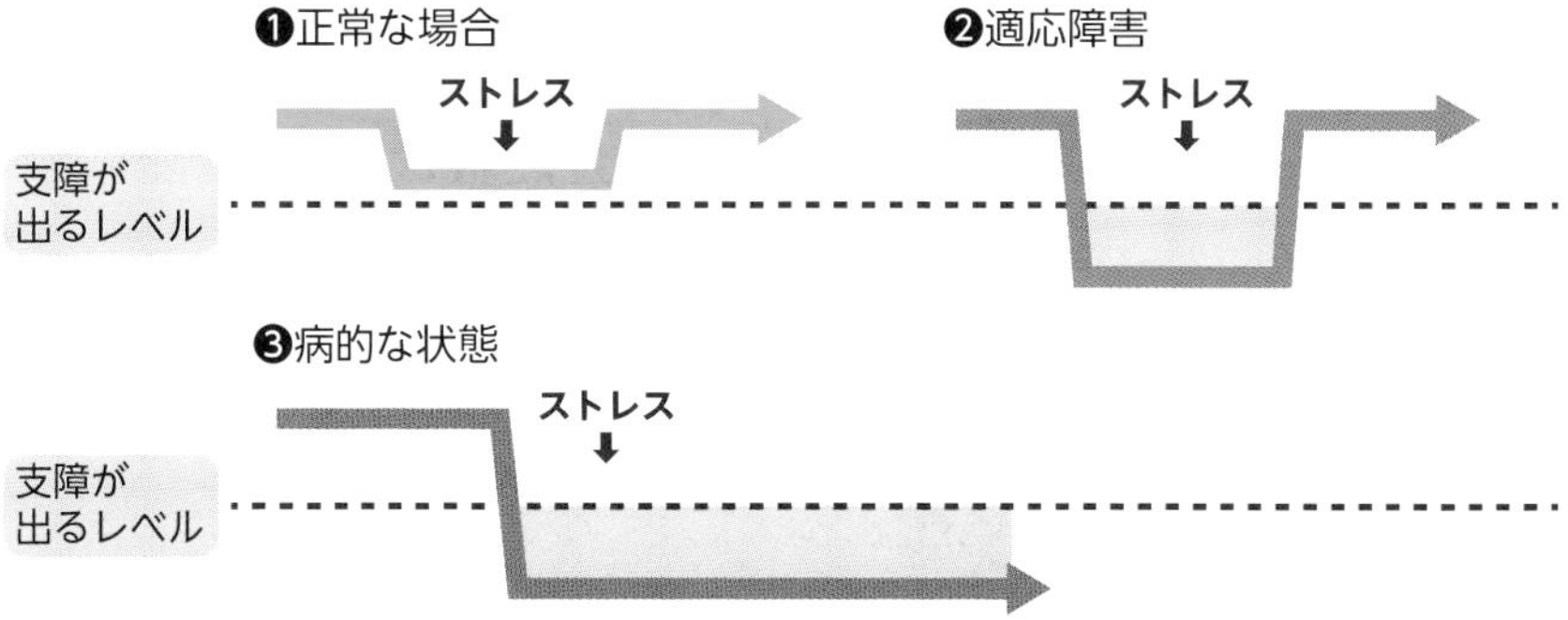

❶の正常な場合は、一時的にストレスがかかっても、すぐにもとに戻ります。❷は「適応障害」と呼ばれるもので、生活や仕事などに一時的に支障が出ますが、ストレスがなくなると、もとに戻ります。❸は、ストレスがなくなってももとに戻らない、病的な状態です。

■ 通常の「ゆううつな気分」とうつ病の「抑うつ症状」の違い

	通常の「ゆううつな気分」	うつ病の「抑うつ症状」
うつ状態の程度（強さ）	落ち込みの程度は軽く、原因がなくなれば気分も晴れる	朝起き上がれないほどの、耐えがたい落ち込み
うつ状態の持続期間	数週間以上におよぶことはない	数週間以上つづく
うつ状態になった原因	はっきりしており、それが解決すればよくなる	はっきりしないことが多い
うつ状態の変化	うれしいことや楽しいことがあると、幸せな気分になる	喜ばしいことがあっても、気分はよくならない
日常生活の変化	仕事や家事をやりたくないとは思うが、何とかこなせる	仕事や家事が手につかなくなり、日常生活に支障をきたす
1日の気分の変化	それほど変化はなく、夕方になると疲れを感じる	朝はひどく調子が悪く、夕方から夜にかけてよくなることが多い
人間関係の変化	仲のよい友人と会っておしゃべりすると気がまぎれる	だれとも会いたくない。ときには家族とも顔を合わせたくない
趣味などに対する興味・関心	取り組んでいるときのほうが気がまぎれ、楽しいと思える	興味や関心がなくなり、無理に取り組んでも集中できず、疲れるだけ

抑うつ気分と興味・喜びの喪失

Point

▼うつ病では、形容しがたいほどイヤな気分が、1日中、何日もつづく
▼うつ病のゆううつ感は「砂漠のようなむなしさ」と表現されるほどつらいもの
▼「興味・喜びの喪失」はうつ病の感情面の中核的な症状

うつ病の中核となる精神症状

うつ病では、感情面にもっとも強く症状があらわれるといわれます。

感情面の症状では、**「抑《よく》うつ気分（ゆううつ感など）」と「興味・喜びの喪失《そうしつ》」が中核的な症状**です。

うつ病にはさまざまな感情面の症状がありますが（15ページ参照）、これらの症状がすべてそろわないとうつ病ではないというわけではありません。また、仮にこれらの症状があったとしても、数日間で治ってしまうようなものであれば、心配はいりません。

うつ病かどうかは、「抑うつ気分」と「興味・喜びの喪失」の2つの中核的な症状のうち、少なくともどちらか一方が、**1日中、毎日、2週間以上つづいている**ことがポイントです。

形容できないほど重苦しい「ゆううつ」な気分

うつ病になると、

●1日中、何となくゆううつで、気分が晴れない
●モヤモヤした感じがする
●毎日つまらなくて気持ちがふさぐ、気がめいる
●ため息をつく回数が多くなる

といった症状があらわれます。

うつ病のゆううつ感は、イヤなことがあったりしたときにふつうに感じるゆううつ感とはまったく異なるものです。もっとつらい、形容しがたいほどイヤな気分、重苦しい気分が、逃れようもなく、1日中、しかも何日もつづきます。

また、うつ病のゆううつ感は、たとえば大切な人が亡くなったときの

ような「悲しみ」とも違います。「悲しい」というよりも、「**砂漠のようなむなしさ**」と表現したほうがよいかもしれません。

　ゆううつな気分がひどくなると、

●理由のない不安をいつも感じる

●しじゅうイライラする

●焦燥《しょうそう》感（じっとしていられない気持ち）にかられる

●何かに追いつめられているような気分になる

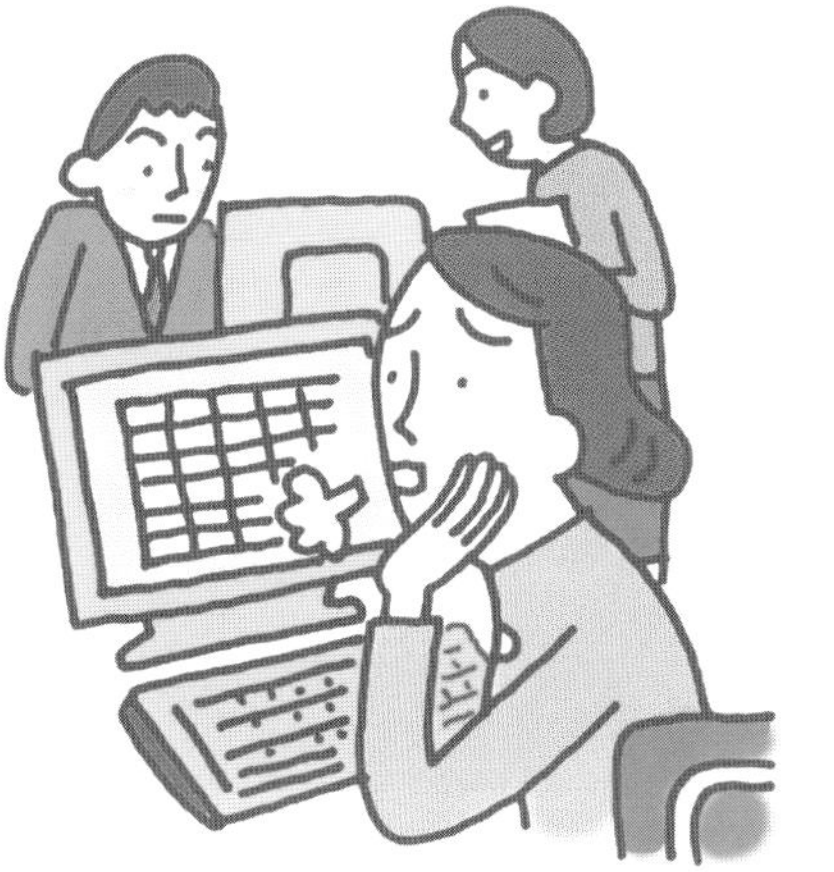

　といった状態になります。ときには、いわゆる「**キレやすく**」なったりします。

興味や関心がなくなり喜びも感じなくなる

「興味・喜びの喪失」も、抑うつ気分と同様に、うつ病の感情面の中核的な症状です。具体的には、

●やりがいを感じていた仕事や大好きだった趣味などに興味を失う

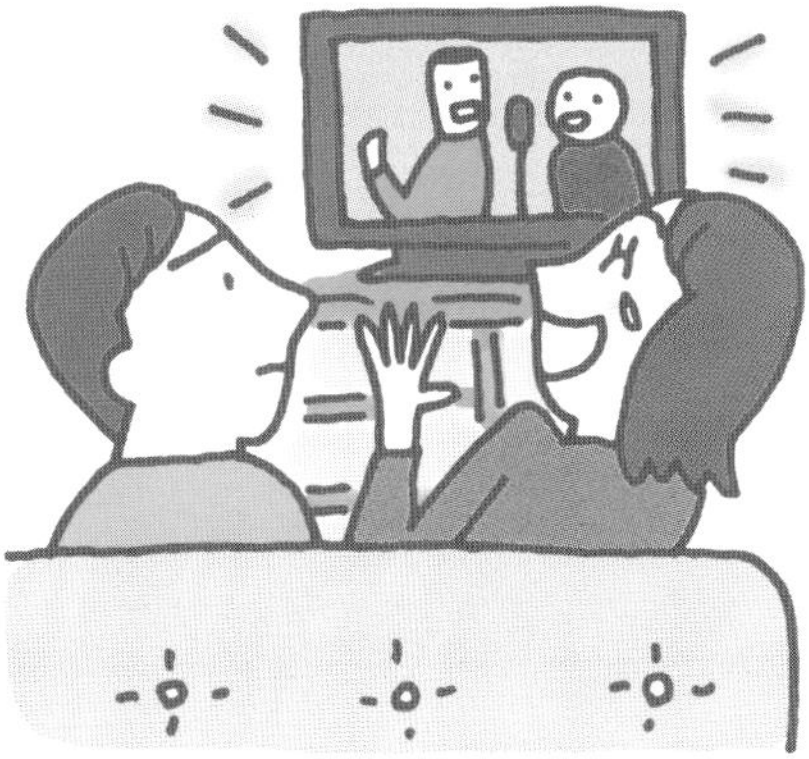

●世の中の出来事にまったく関心がなくなる

●何をしても、何を見ても、うれしい、楽しいという感情がわかない

●テレビのお笑い番組などを見ても笑うことがなくなる

●顔に表情がなくなる

●何もかもつまらなく感じられ、生活にハリがなくなる

●異性への関心もなくなり、性欲も減退する

●おしゃれをしなくなったり、化粧をしなくなる（女性の場合）

●ひげをそらなくなったり、身なりがだらしなくなる（男性の場合）

　といった状態になります。女性がおしゃれをしなくなったり、男性が服装にかまわなくなったりするのは、身だしなみに気をつかうのがめんどうになるというより、社会（社交）に関心がなくなった結果とも考えられます。

うつ病の「意欲・行動面」の症状

意欲の低下とおっくう感

Point

- ▼うつ病になると、意欲が低下し無気力になる「精神運動抑制」が起こる
- ▼本人は「やらなければいけない」と思っているが、どうしてもできない
- ▼目立って動きが緩慢になり、注意力・記憶力・決断力などもにぶってくる

意欲が低下し何もする気になれない

うつ病になると、「心のエネルギーが枯渇《こかつ》」してしまうため、意欲が低下して、行動力や決断力などもにぶくなります。このような状態を、医学的には「**精神運動抑制《よくせい》**」と呼びます。

そのため、

●強い倦怠《けんたい》感のため、何をするのもおっくうになり、意欲がわかなくなる

●仕事はもちろん、会社や学校へ行くことすら、考えただけでめんどうになる

●主婦であれば、ふだんは何でもない家事がおっくうになり、掃除やせんたく、料理なども手につかなくなる

●新聞などのこまかい文字を追って、そこに書いてあることを理解するのがおっくうになる

●テレビのニュースのアナウンサーの声を聞いているのがつらくなる

●本などを読むことも苦手になる

●気力をふりしぼってはじめても、すぐに疲れてしまい、長つづきしない

といった状態になります。

無気力な行動が周囲からは「怠けている」と見られる

こうした無気力や意欲の低下がさらに進むと、

●外出すること自体が苦痛になる

●着替えや洗顔、入浴などもめんどうになり、最後はふとんから出られなくなる

という状態になります。このため、家族や周囲からは、「やるべきことをやらない」「怠《なま》けている」と見ら

れがちです。

　しかし、単なる「怠け」と、うつ病の症状としての「無気力」「意欲の低下」との違いは、前者が「やりたくないから、怠ける」のに対して、後者が**「やらなければいけないと思っているのに、どうしてもできない」**という点です。つまり、意欲や気力が病気によって「抑制」されている状態なのです。

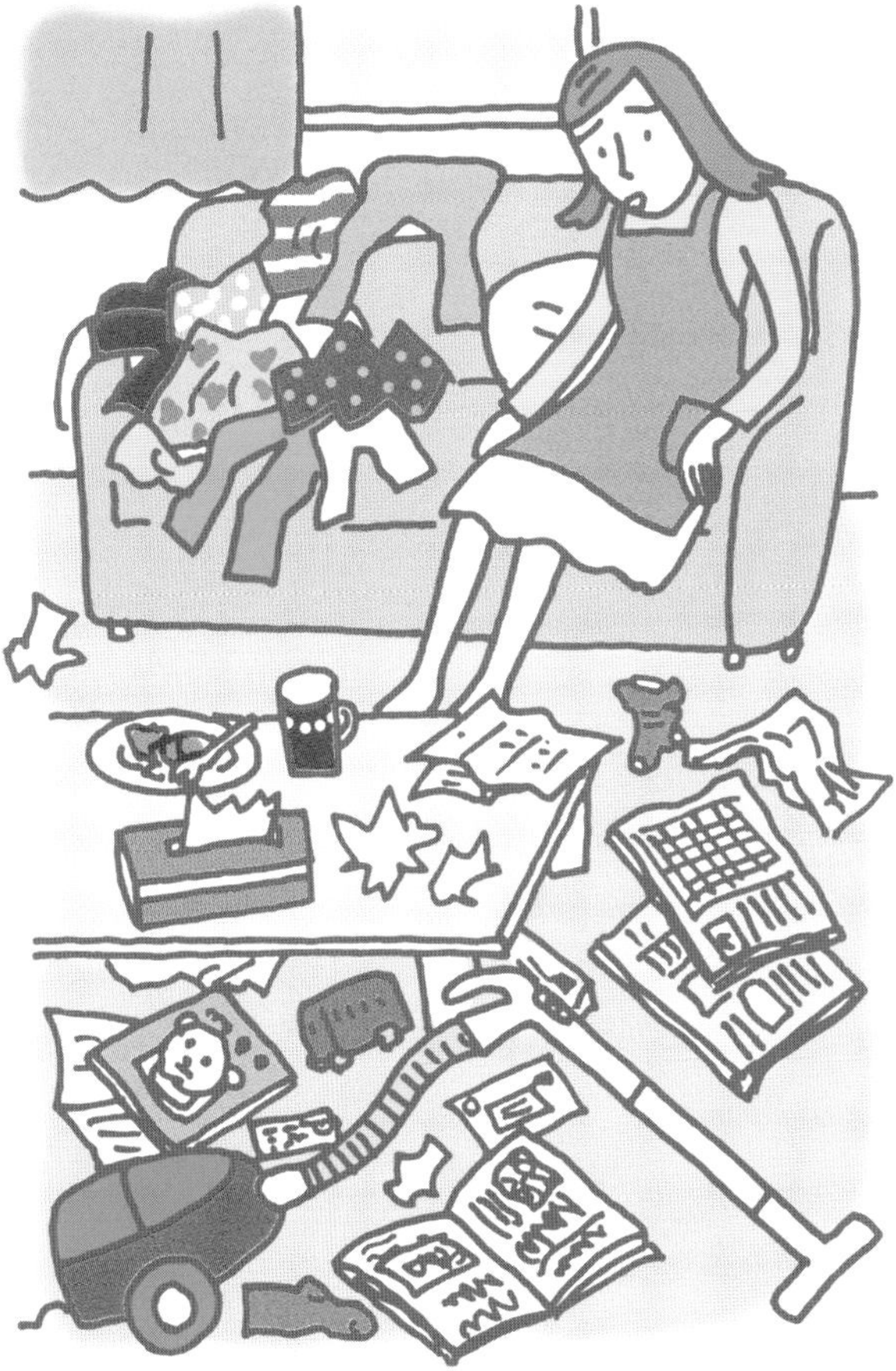

無能な人間になったと自分を責める

　うつ病になると、それまでふつうにできた仕事が急にできなくなります。頭では仕事をしなければいけないとわかっているのですが、実行できません。いわゆる「体がついてこない」「気持ちがついてこない」という状態です。

　また、

- 手順が整理できなくなり、書類を読んでも内容が頭に入らない
- いわれたことをすぐ忘れてしまう
- 一つの仕事にひどく時間がかかってしまう

　といった状態になります。そのために、「自分は無能な人間になってしまった」「自分は役に立たないダメな人間になってしまった」と自信を喪失し、自分を責めます。

　このように、「自分はダメな人間だ」と**自分を卑下《ひげ》する**のも、うつ病の一つの特徴です。自分の能力が落ちたことや、将来への不安、まわりの人に対して迷惑をかけているとい

う思いから、自責の念や罪悪感にさいなまれます。このような感情が強くなると、生きていく自信がなくなり、いっそ死んでしまったほうがよいと思うようになります。

動きが緩慢になり話し方にも変化が

うつ病になると、まわりから見てもはっきりとわかるほど、動作が緩《かん》慢《まん》になることがあります。

●それまではテキパキと仕事や家事をこなしていたのが、一つのことをやり終えるのに長い時間がかかるようになる
●歩き方も遅くなり、はたからは「ものぐさ」になったように見える
●声が極端に小さくなる
●話し方に抑揚《よくよう》がなくなる
●話そうとしてもすぐに言葉が出てこない
●聞かれたことに的《まと》はずれの返答をしてしまう

といった変化も見られます。

注意力や記憶力が低下し決断力などもにぶる

うつ病になると、注意力が散漫になり、ものごとに集中できなくなります。人と話をしていても、相手の話を注意深く聞き、内容をきちんと理解することがむずかしくなります。

そのため、

●人と話をすることがつらくなり、しだいに無口になる
●本などを読んでも、同じところを何度も読んだりして、内容が頭に入らない
●思考力も低下するため、会議などで考えをうまくまとめて発言することができなくなる

といった状態になります。また、集中力や記憶力が低下するので、

●聞いたことや頼まれたことをすぐに忘れてしまう
●簡単な計算ができなかったり、もの覚えが悪くなったりする

という状態になります。

さらに、思考力の低下とも関係しますが、簡単なことも決断できなくなります。たとえば、

●今日着ていく服をどれにするか
●昼食のメニューを何にするか

といったことがなかなか決められないで悶々《もんもん》と悩むこともあります。

その結果、発展性のない悲観的な考えにとらわれ、ますますあせり、自分を追い詰めていくという傾向が見られます。

重大な決断をしてしまってあとで後悔することも

決断力がにぶり、ごくささいなことでも迷うようになる反面、**人生にかかわるような重大な決断を、よく考えることもなく決定してしまうこ**

ともあります。たとえば、会社に辞表を出してしまうとか、借金をして高い買い物をしてしまうとか、あとで「どうしてそんなことをしてしまったのだろう」と後悔するような重大な決断を性急にしてしまうことがあります。これも、思考力の低下によって、客観的な判断ができなくなっているためです。

気持ちばかりあせって空まわりする

うつ病の患者さんは、心に「ブレーキ」がかかった状態なので、いくら気力をふるいたたせても何もできず、本人はそのことに苦しみ、自責の念すら感じています。

その一方で、

●この先、自分はどうなってしまうのだろう
●このままでは生きていく自信がない

といった漠然とした不安もかかえています。その不安が強くなると、イライラして、気持ちばかりあせって落ち着きがなくなります。そのため、

●静かに座っていることができず、たえず足踏みをする
●ウロウロと意味もなく歩きまわる
●むやみに腕をこする、自分の服を引っぱる

といった行動を見せることがあります。ときには、

●うなるような声を出したり、攻撃的な言葉を口にする

こともあります。この場合、動悸《どうき》や発汗《はっかん》などの身体症状をともなうこともあります。

また、早口でせき立てられるように話したり、忙しそうにせかせかと動きまわったりして、はたからは一見活発そうに見えますが、実は精神的なエネルギーは低下しています。

このような「焦燥《しょうそう》タイプ」は、比較的高齢の人に多く見られます。

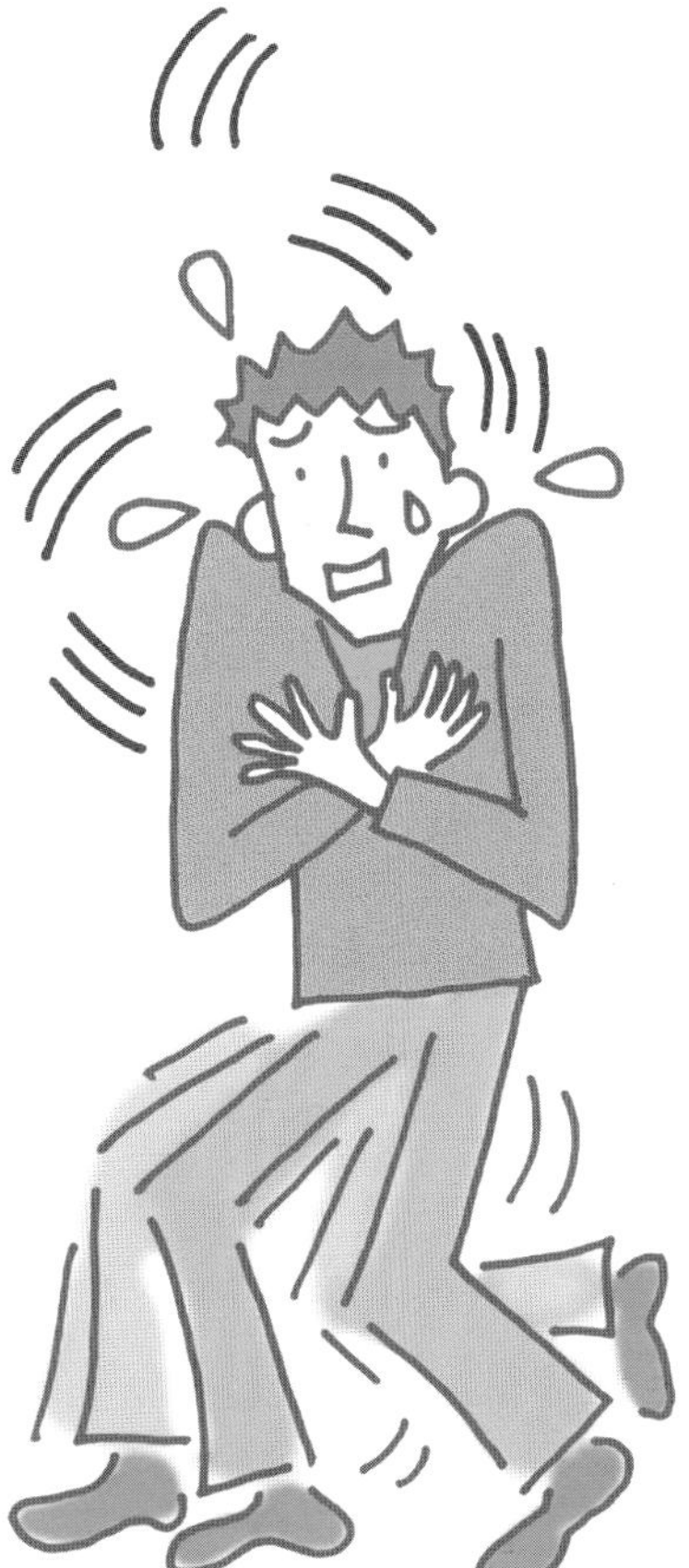

うつ病の「思考面」の症状

思考力低下・自己否定・マイナス思考

Point

▼うつ病になると思考力・集中力が低下する「思考制止(思考抑制)」が起こる

▼「自分がすべて悪い」「自分は無価値な人間だ」と自分を否定するようになる

▼ものごとをすべて悪いほうへ考える「マイナス思考」もうつ病の特徴の一つ

思考力が低下し考えがまとまらない

うつ病になると、思考力や集中力が低下して、頭が働かなくなります。これを「**思考制止**《せいし》」、あるいは「**思考抑制**《よくせい》」といいます。そのため、

●頭がさえない、ぼーっとする

●考えが円滑に進まない

●考えがまとまらない

●アイディアが浮かばない

●同じことばかり考える

という状態になります。

職場ではミスが多くなり、仕事の能率も低下します。

自分には価値がないと思い込む

思考力や意欲の低下が進むと、無気力で何もできない自分を「価値のない人間」と思うようになり、自責感や無力感、劣等感がつのっていきます。また、

●何でも悪いのは自分だと思う

●自分はこの場にふさわしくないことをいったのではないかと後悔する

●自分が生きていてはみんなに迷惑がかかると申し訳なく思う

といった罪責《ざいせき》感をいだくこともあります。

妄想もうつ病の症状の一つ

このような無価値感や自責感が強くなると、次のような妄想的な考え方にとらわれることがあります。

●小さな失敗を、取り返しのつかない大失敗をしたと考える

●みんなが自分の悪口をいっていると思う（被害妄想）

●自分はみんなにきらわれ、避けられていると思う（忌避《きひ》妄想）

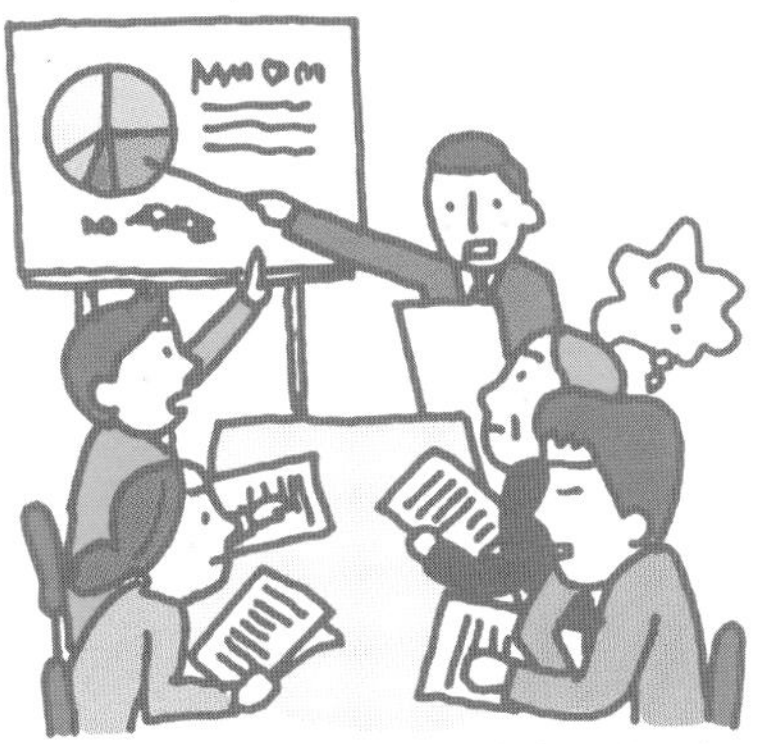

うつ病になると思考力や集中力が低下する

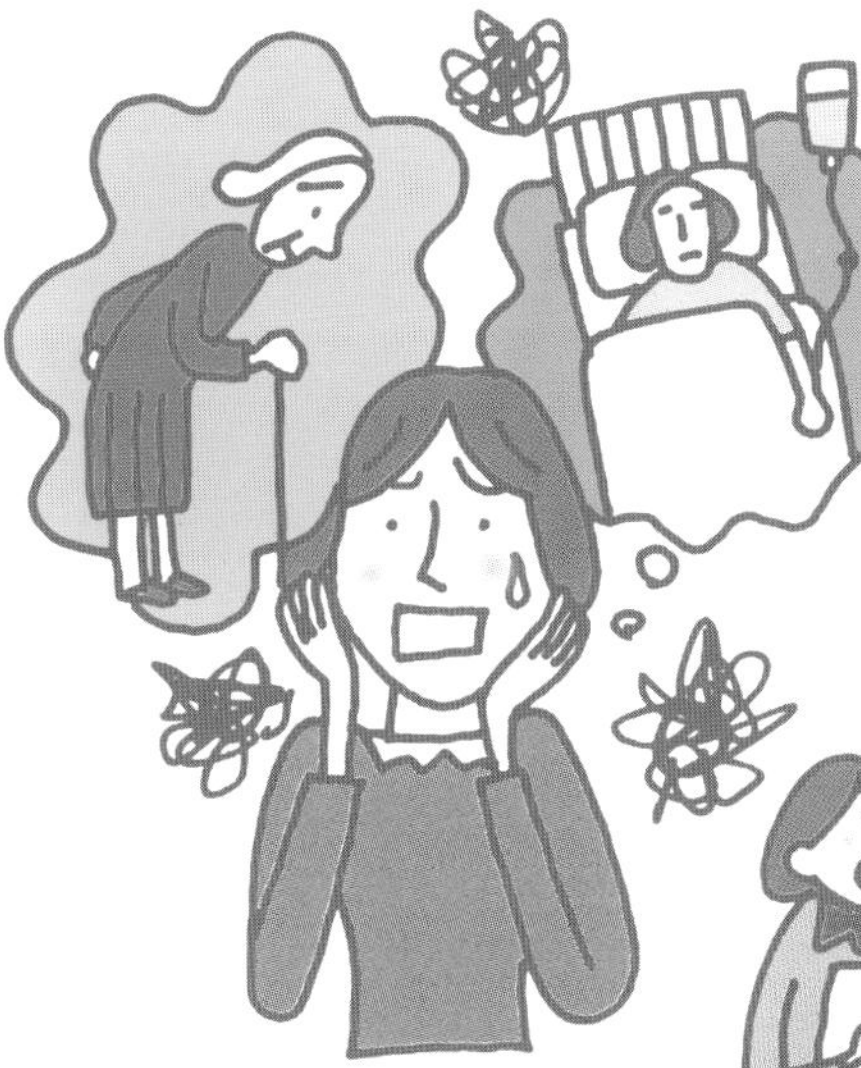

妄想もうつ病の症状の一つ（悲観的思考）

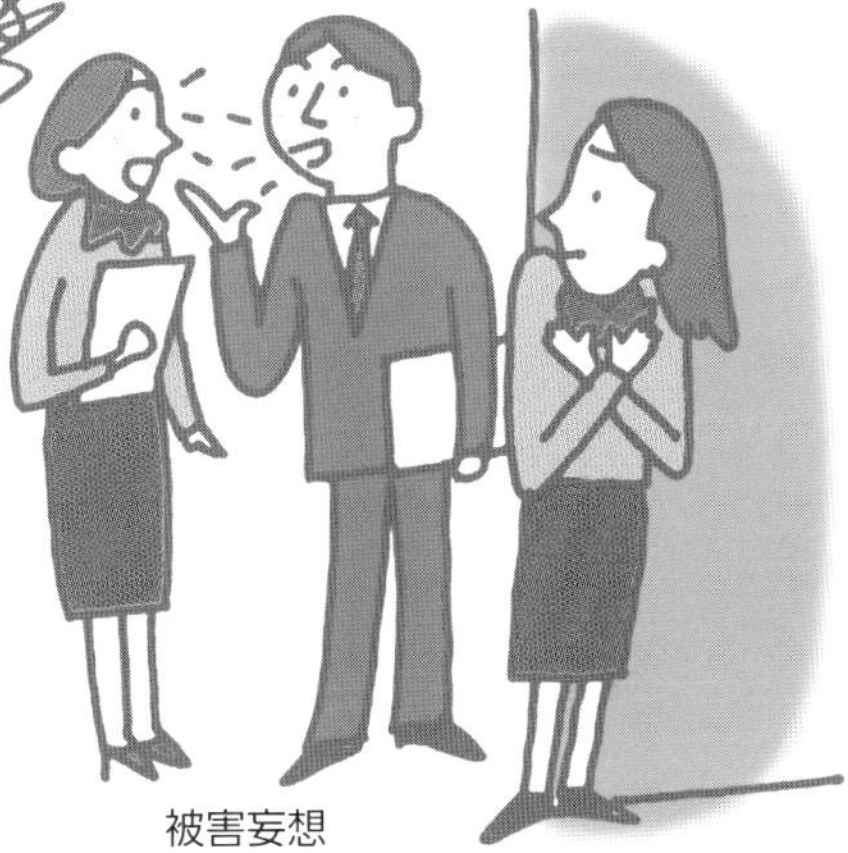

被害妄想

●自分のせいで財産や地位を失ってしまったと思う（貧困《ひんこん》妄想）
●自分は罪深い人間だと思う（罪業《ざいごう》妄想）
●自分は不治《ふじ》の病にかかってしまったと思う（心気《しんき》妄想）

以前は、うつ病には妄想はないと思われていましたが、最近では**妄想もうつ病の症状の一つ**と考えられています（うつ病性妄想）。妄想は、特に高齢者に多いとされます。

マイナス思考と悲観的思考

ものごとを悪いほう悪いほうへと考える、いわゆる**「マイナス思考」**におちいるのも、うつ病の特徴です。

マイナス思考をする人は、自分自身への評価も低く、
●自分は何もできない最低の人間だ
●自分は弱い人間だ
と思い込みます（**極端に低い自己**

評価）。逆に、成功したときには、

●この程度のことはだれでもできる

●たまたまうまくいっただけで、次はきっと失敗する

と過小評価します。この、「どうせ、また失敗する」といった悲観的・否定的な考え方もうつ病の特徴です。

高齢者であれば、

●年金だけで暮らせるだろうか

●一人暮らしなのに、病気になったらどうしよう

などと、悲観的・否定的な面ばかりが気になり、絶望的になります。

考え方に柔軟性がなくなる

いったん悲観的な考え方にとらわれると、

●何でも悪い結果になると感じる、または決めつける

●たった1回の失敗を、いつも失敗する、必ず失敗すると思い込む（過度の一般化）

●すべて、白か黒、○か×、全か無、善か悪、と両極端に分けて考える（二分割思考・両極端な思考）

といったように、考え方に柔軟性がなくなります。

自己否定のあまり死にたいと思うようになる

自分は価値のない人間だ、という無価値感や罪責感が強くなると、「死にたい」「死んだほうがましだ」「自分などいないほうがよい」という気持ちが生まれ（**自殺念慮《ねんりょ》**）、実際に自殺を企《くわだ》てることがあります（**自殺企図《きと》**）。

うつ病で、いちばん問題となるのが、この自殺です。詳しくは後述しますが、自殺で特に気をつけなければならないのは、**症状が軽くなり、行動力が出てきたときがもっともあぶない**という点です。

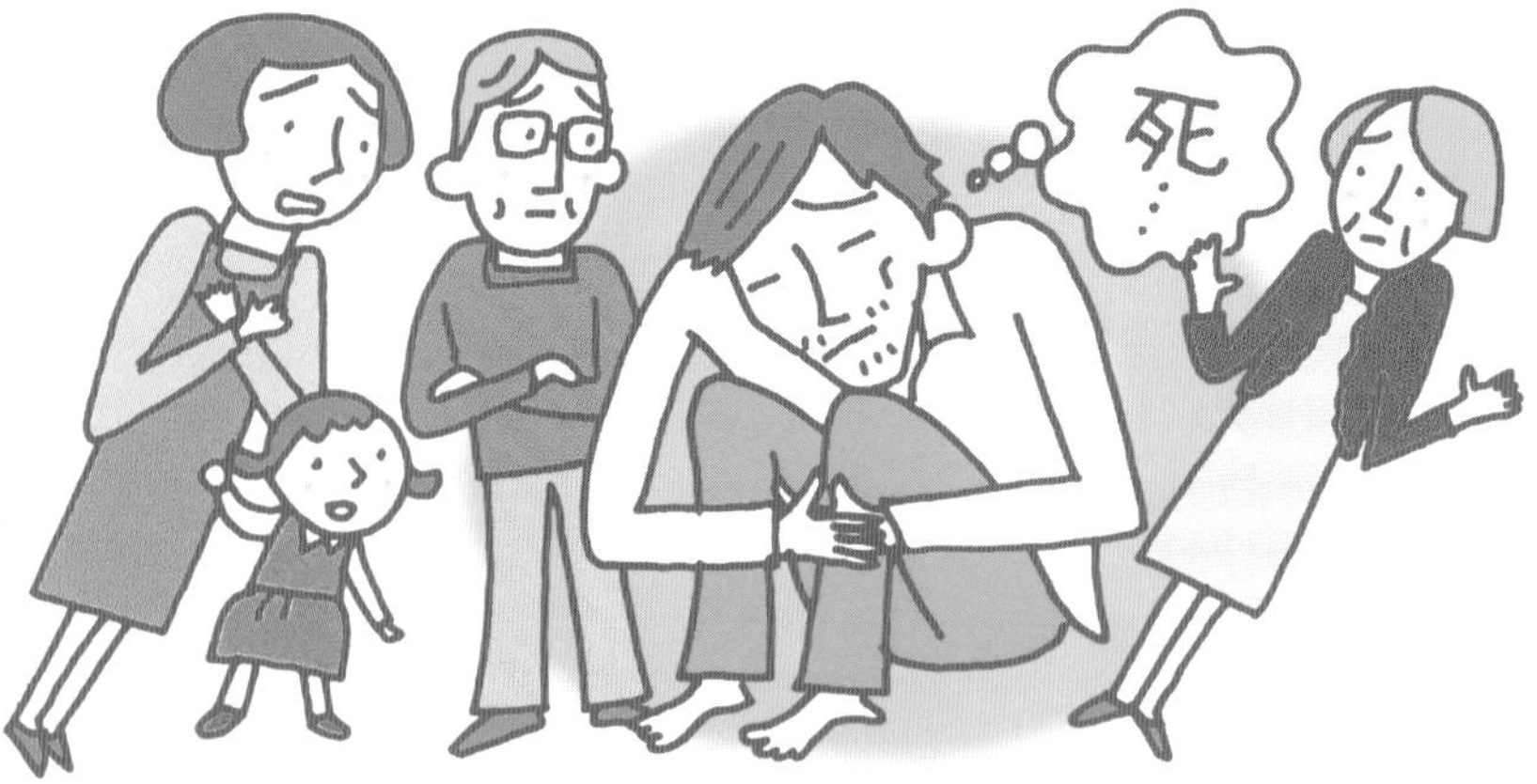

冬季うつ病

若い女性に多い季節性のうつ病

比較的若い女性に多く見られるうつ病に、「季節性感情障害（季節性うつ病）」と呼ばれるものがあります。

季節によって症状があらわれるというもので、特に多いのが秋から冬にかけてうつ状態となり、春から夏にかけて自然とよくなる「冬季《とうき》うつ病」といわれるタイプです。

なぜこうした季節性のうつ病が起こるのかについては、まだはっきりわかっていませんが、日照時間と関係があるのではないかと考えられています。

特に、冬季の日照時間が非常に短いフィンランド、スウェーデン、アラスカなどの地域では、冬季うつ病の発症率が人口の10％近くか、それ以上になっていることが報告されています。

また、はじめからそれらの地域に住んでいる人よりも、それまで太陽光に恵まれた地域で暮らしてきた人がこうした国々に移ってきた場合のほうが、より発症率が高くなることからも、日照時間と深い関係があることが推測されます。

わが国では大都会に生活する人に多く見られるようです。

冬季うつ病の特徴

冬季うつ病の最大の特徴は、その名の通り、うつ症状が冬季に限定されてあらわれてくるという点です。

また、通常のうつ病であれば、不眠や食欲不振といった症状が見られますが、冬季うつ病の場合は、気分が沈み込み、意欲がなくなるといった症状に加え、過眠や過食が多くなるのが特徴です。

冬季うつ病の患者さんは抗うつ薬が効きにくいといわれます。そのため、「高《こう》照《しょう》度《ど》光《ひかり》療法」という、2500ルクス以上の明るい光を患者さんに1日数時間あて、体内時計を調節して生体リズムをととのえる治療法が有効とされます（160ページ参照）。

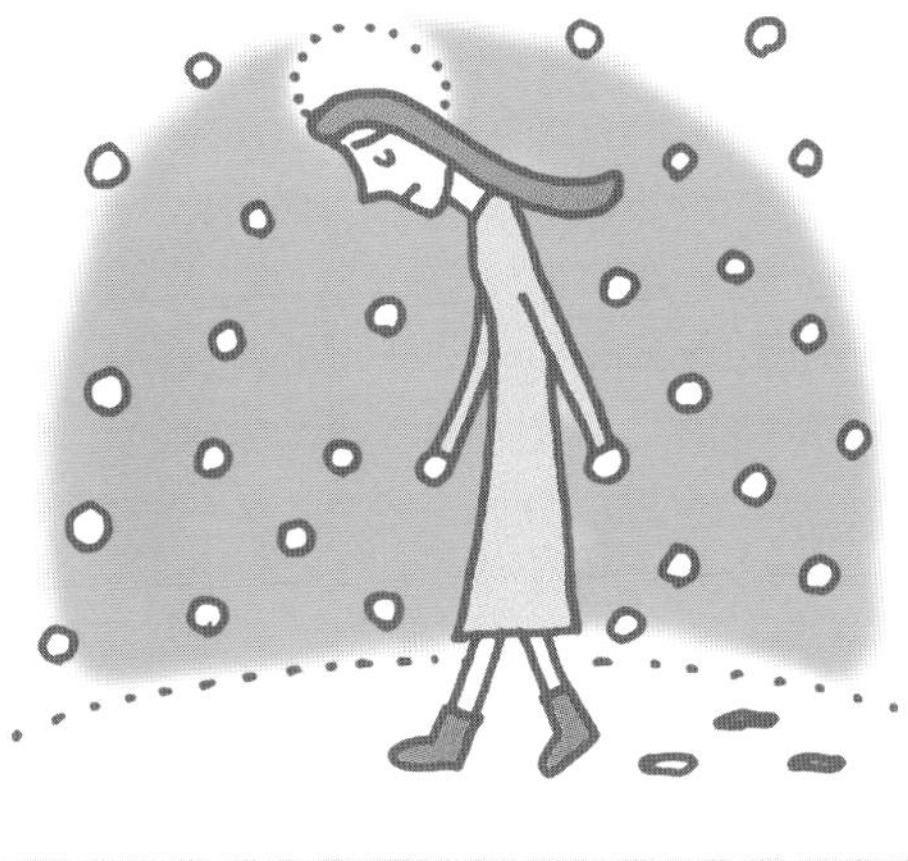

うつ病の「身体面」の症状

睡眠障害・食欲不振・自律神経症状

Point

▼うつ病の身体症状でもっとも多いのは、早朝覚醒などの「睡眠障害」

▼食欲不振、味覚障害、便秘・下痢などの消化器系の症状もあらわれやすい

▼頭痛、めまい、大量発汗、肩こり、呼吸困難などの自律神経症状も起こる

身体症状が前面にあらわれる「仮面うつ病」

うつ病になると、必ずといってよいほど、これまで述べてきたような精神症状とともに、さまざまな身体症状が出てきます。うつ病の身体症状は、不眠や食欲不振など、ふつうの日常生活でも見られる症状なので、それがうつ病の症状であることに気づきにくいという傾向があります。

このように、身体症状のほうが目立って、抑《よく》うつ気分など精神症状がその陰に隠《かく》れて見えにくくなっているうつ病のことを、「仮面うつ病」、あるいは「隠れうつ病」などと呼ぶことがあります。別ないい方をすれば、仮面うつ病は、身体症状がメインのうつ病といえます。このうつ病は、軽度のうつ病に多いといわれます。

次に、仮面うつ病に多い症状をあげてみます。

●不眠
●食欲不振
●全身倦怠《けんたい》感、疲労感
●頭が重い（頭重《ずじゅう》）、頭が痛い（頭痛）
●めまい、立ちくらみ
●耳鳴り
●動悸《どうき》
●肩こり、背中の痛み、腰痛
●手足のしびれ
●胃痛、吐き気
●便秘、下痢

もっとも多いのは「睡眠障害」

うつ病の人に顕著にあらわれるのが、「睡眠障害」です。睡眠障害にはいくつかの種類がありますが、

●明け方早くに目が覚めてしまい、

■身体症状の出現率

症状	出現率（%）	症状	出現率（%）	症状	出現率（%）
●睡眠障害	82～100	●心悸亢進《しんきこうしん》	38～59	●背痛《はいつう》	39
●疲労・倦怠感	54～92	●性欲減退	61～78	●胸痛《きょうつう》	36
●食欲不振	53～94	●月経異常	41～60	●腹痛	38
●口渇《こうかつ》	38～75	●頻尿《ひんにょう》	70	●関節痛	30
●便秘・下痢	42～76	●めまい	27～70	●四肢痛《ししつう》	25
●悪心《おしん》・嘔吐	9～48	●耳鳴り	28	●発汗《はつかん》	20
●体重減少	58～74	●異常感覚	53～68	●振戦《しんせん》	10～30
●呼吸困難感	9～77	●頭重・頭痛	48～89	●発疹《ほっしん》	5

（更井啓介：うつ病、身体的側面、現代精神医学体系　9Ａ　躁うつ病Ｉ、1979年）

その後は眠れない（早朝覚醒《かくせい》）

●夜中に何度も目が覚める（中途《ちゅうと》覚醒）

●寝つきが悪い、寝床に入ってもいつまでも眠れない（入眠《にゅうみん》障害）

この3つが代表的なものです。中でも、うつ病の症状としては、**早朝覚醒がもっとも頻度が高い**ものです。明け方の三時や四時といった時間に目が覚めてしまい、その後は眠れずにイヤなことばかりが頭に浮かびます。ただ眠れないだけでなく、不安な気持ちがともなうことが特徴です。

なお、まれですが、1日中寝てばかりいるという「過眠《かみん》」の症状があらわれる人もいます。

食欲が落ちて体重も減る

うつ病の症状の中で、体にあらわれるものとして多いのが、次のような消化器系の症状です。

●食欲がない（食欲不振）

●食べる量や回数が減り、体重が減少する

●何を食べても、おいしく感じられない（味覚異常）

●便秘、下痢

●吐き気

●腹痛、胃部不快感、腹部膨満《ぼうまん》感

●胸やけ、げっぷ

なお、まれですが、逆に食欲が異常に亢進して食べすぎてしまう「過《か》食《しょく》」が見られることもあります。これは比較的若い人に多いようです。

このような消化器症状を訴える患者さんは、しばしば慢性胃炎などと診断され、うつ病に対する治療がなされないまま胃腸薬を投与されているケースがあるので、要注意です。

頭痛やめまい 息苦しさ（呼吸困難）

うつ病では、次のような自律神経

症状もよくあらわれます。

- ●頭が重い（頭重《ずじゅう》）、頭痛がする
- ●めまいを感じる
- ●口が渇《かわ》く（口渇《こうかつ》）
- ●汗を大量にかく
- ●肩こり、背中の痛み、腰痛
- ●息苦しさ（呼吸困難）
- ●心悸亢進《しんきこうしん》（動悸）

頭痛は、ズキンズキンとかガンガンといった痛みではなく、重苦しく締めつけられるような痛みです。また、頭だけでなく、肩や首筋、背中、腰なども、かたくこったり、痛みます。

めまいは、体が揺れる感じ、ちょうど船酔いをしたような感じです。めまいは、いったん起こると、しばしばくり返しますが、ある期間つづいたあと、自然におさまってしまうこともあります。

疲れやすくなり だるくて仕方がない

また、うつ病になると、

- ●体が疲れやすくなり、疲労感がたまる、または疲れがとれない
- ●だるくて仕方がない（倦怠感）

といった症状もよくあらわれます。

うつ病の疲労感は、いわば**精神的な疲れ**であり、どんなに体を休めても解消できません。

この強い疲労感、倦怠感のために、何か新しいことをはじめようとか、こうしようという意欲がまったくなくなります。

性欲がおとろえ 女性の場合は月経異常も

男性の場合は、うつ病になると性欲が減退してインポテンツ（ＥＤ）に、女性の場合は、月経不順や無月経になることがあります。

女性の場合は、産婦人科で検査しても異常が見つからなければ、うつ病の可能性を疑いますが、男性の場合は、仕事による疲れだと思い込み、放置してしまう傾向があります。それまでとくらべて、明らかに急激な減退をしている場合には、注意が必要です。

原因がわからなければ うつ病を疑ってみる

これまで述べたように、うつ病によって体にあらわれる症状は、実にさまざまです。また、人によって個人差もあり、あらわれ方や程度も違います。

体の病気だと思って内科などを受診しても、原因が見つからない場合は、うつ病の可能性を疑い、なるべく早く精神科や心療内科の専門医にみてもらうことが大切です。

■ うつ病の身体症状

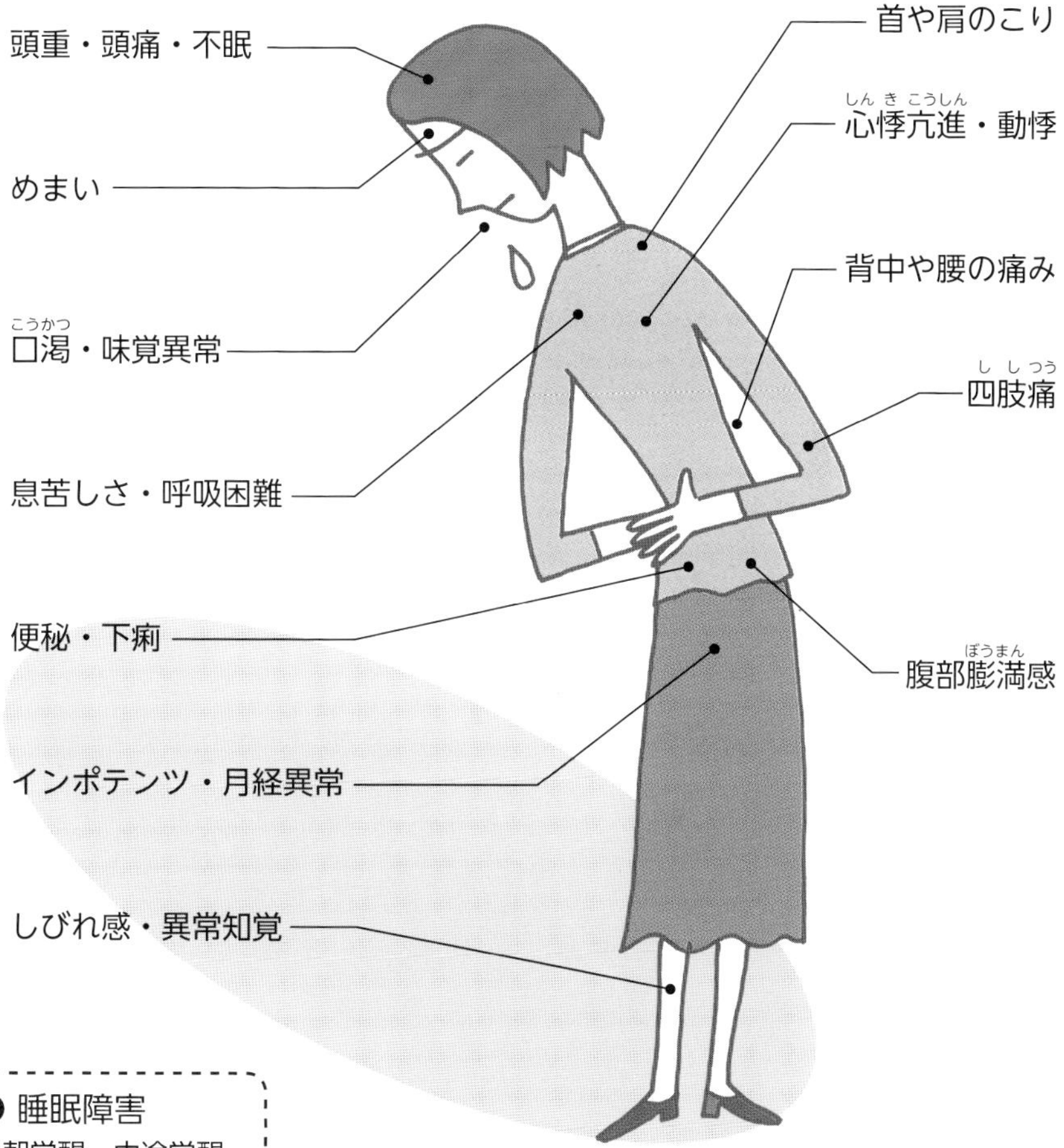

● 睡眠障害
早朝覚醒、中途覚醒、
入眠障害

● 体重減少

● 消化器症状
食欲不振、便秘、下痢、ガス症状、吐き気、嘔吐、腹痛、
胃部不快感、胸やけ、げっぷ、腹部膨満感、味覚異常

エネルギー喪失感、
疲労感・倦怠感、
頭重・頭痛、
胸部痛・腹部痛・背部痛、
関節痛、四肢痛、筋肉痛

● その他の自律神経症状
呼吸器系…過呼吸、呼吸困難、ため息、胸部苦悶感
循環器系…心悸亢進・動悸、腹部不快感、
頻脈、胸部圧迫感
泌尿器系…頻尿、残尿感
その他…口渇、発汗、寝汗、めまい

世代で異なるうつ病の症状

Point

- ▼子どものうつ病は身体症状や行動面の症状のほうが目立つ
- ▼ストレスが多い中年期のうつ病は自殺の危険性もあり要注意
- ▼老年期のうつ病は身体症状が前面に出る「仮面うつ病」が多い

子どものうつ病

以前は、うつ病は性格や人格が形成される思春《ししゅん》期以降のおとなの病気で、子どものうつ病は少ないと考えられていましたが、最近は「いじめ」などの問題もあり、子どものうつ病がふえています。ある調査によると、小学生の約8%、中学生の約23%が抑《よく》うつ傾向にあるといい、また、小学生の1・6%、中学生の4・6%が実際にうつ病を発症していると推測されています。中学生の4・6%という数字は、おとなのうつ病の発症率に迫るもので、決して少ない数字ではありません。

■**特徴**…子どもは自分の気持ちをうまく言葉で説明できないため、**身体症状や行動面の症状のほうが目立つ**という特徴があります。また、軽症うつの場合が多く、一見すると「うつ病らしく見えない」ケースも少なくないので、注意が必要です。

■**症状**…子どもは、ゆううつな気分を、「悲しい」「つらい」という感情であらわすより、ちょっとしたことで**感情的になったり、イライラしたり、反抗的な態度であらわす**ことがあります。それが体の不調としてあらわれることもあります。また、**急に元気がなくなる、表情が乏しくなる**という症状もよく見られます。

行動面での症状としては、

- ●落ち着きなく動きまわる
- ●何をするのも遅くなる
- ●話をしなくなる
- ●やらなければならないこともできなくなる
- ●めんどうくさがる
- ●キレやすくなる
- ●勉強に集中できなくなる

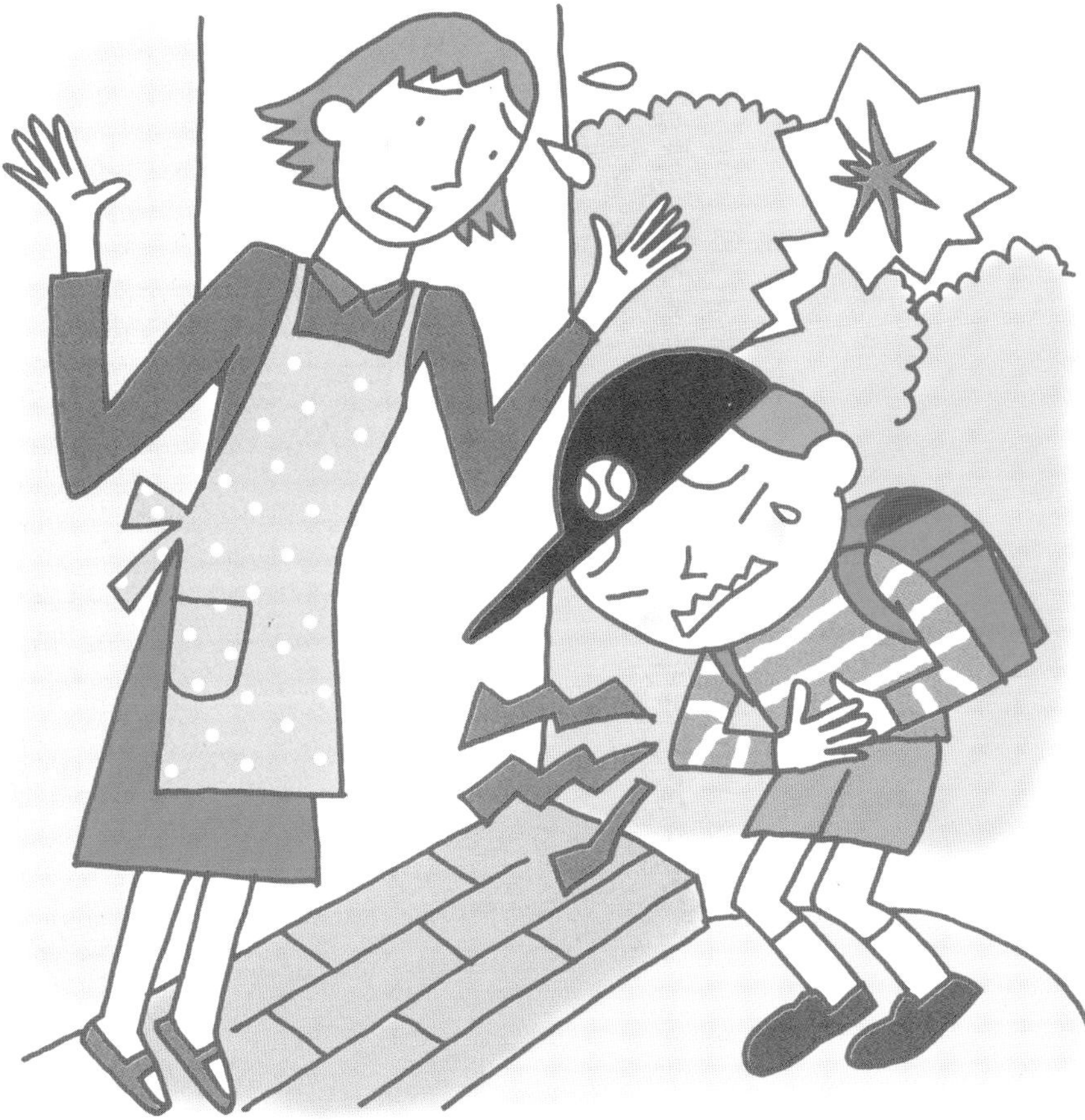

●次の行動を考えることができない
●学校へ行きたがらない

などがあります。さらに、身体症状としては、

●朝に気分が悪くなる
●朝に腹痛や吐き気、頭痛などを訴える
●食欲がない（逆に、食べすぎる）
●体重が減る（逆に、体重がふえる）
●疲れやすくなる
●眠れない（逆に、いつまでも眠っている）

などがあげられます。

■注意点…子どものうつ病は、治療すれば、1年ほどで快方《かいほう》に向かうケースが多いのですが、しかし、放置すると、悪化したり、治っても成人になってからうつ病を**再発しやすくなる**といわれます。また、子どもが**「自分はダメな人間だ」「自分は悪い子だ」「もう、どうしようもない」**というようなことをいい出したら、

できるだけ早く医療機関に相談しましょう。

思春期・青年期のうつ病

一般に、10歳前後から17～18歳ぐらいまでが思春期、18歳から23歳あたりまでが青年期と考えられています。

　この時期は、急激な体の発育、性の成熟などの問題もあって、**身体的にも精神的にも非常に不安定な状態**です。

　また、受験や就職など、人生の大きな節目や試練を経験する期間でもあり、強いストレスがかかることも多く、うつ状態やうつ病になることが多い年代です。

■特徴…この時期のうつ病は、ゆううつ感や自責的な傾向はあまり目立たず、**「疲れやすい」「何をするのもおっくう」「集中力がなくなる」**といった症状が多く見られるのが特徴です。まれに、**「幻覚」**や**「妄想」**があらわれることもあります。このため、いわゆる**「引きこもり」**の状態になったり、**ちょっとしたことで怒り出し、攻撃的になったり、暴力をふるったり**という問題行動を起こすこともあります。

■症状…基本的にはおとなの症状と似た多様な症状があらわれますが、思春期のうつ病の場合、はじめは、

- 不眠
- 頭痛
- 朝起きられない
- おなかが張る感じがする
- だるい

　といった身体面での訴えが多いのが特徴です。ただ、おとなのように、自分が病気であるという意識（病《びょう》識《しき》）が欠けていることが多く、それが治療のさまたげになることもあります。

■注意点…暴力や引きこもりのような問題行動があった場合、その背景にうつ病があるのか、それともほかの心の病気（統合失調症など）でそうなるのかの判断は非常にむずかしく、注意を要します。また、思春期・青年期のうつ病は、長い時間の経過とともに、ほかの心の病気に変わっていくこともあり、慎重な判断が求められます。

中年期のうつ病（男性）

　中年期（おおむね40～50歳代）は、長い人生の中でも、もっとも活動的な時期で、仕事の面では、まさに「働きざかり」の年代といえます。それだけに責任も重く、**ストレスがかかることが多くなる時期**です。

　また、仕事や職場、そして家庭の悩みなどもふえてくる「悩み多き世代」でもあります。

■ 中高年の精神疲労度チェックリスト

あなたの心は疲れていませんか？
下のチェックリストで、現在の自分の心の疲労度を知ることができます。

最近1カ月の間に、思いあたる項目に○をつけてください。

1	気分がゆううつで、すっきりしない	
2	仕事がおっくうで疲れやすい	
3	ささいなことにもイライラしてしまう	
4	人の名前をしばしば思い出せない	
5	将来に希望を持てなくなっている	
6	きっぱりした気持ちを持ったことがない	
7	一日が終わっても充実感がわかない	
8	大声で笑ったりすることが少なくなった	
9	一人で考え込むことがふえている	
10	何となく涙もろくなった	
11	退職や転職のことを考えたことがある	
12	手慣れた仕事もできなくなってきた	
13	仕事中の決断力がにぶくなってきた	
14	人と会うのを避けるようになった	
15	異性に関心がなくなった	
16	昔はよかったと思うことがよくある	
17	人生の先が見えてきたような気がする	
18	急に老後の生活が心配になってきた	
19	自分は役立たずの人間だと思う	
20	死んだら楽になると思ったことがある	
	合計	個

※判定法　以上、20の設問のうち○の数が
5個以下……　正常範囲です
6～10個……　年齢相応です
11～15個 …　精神疲労予備軍です（要注意）
16個以上 ……　精神疲労状態です（治療が必要）

（初台関谷クリニック式　一部改変）

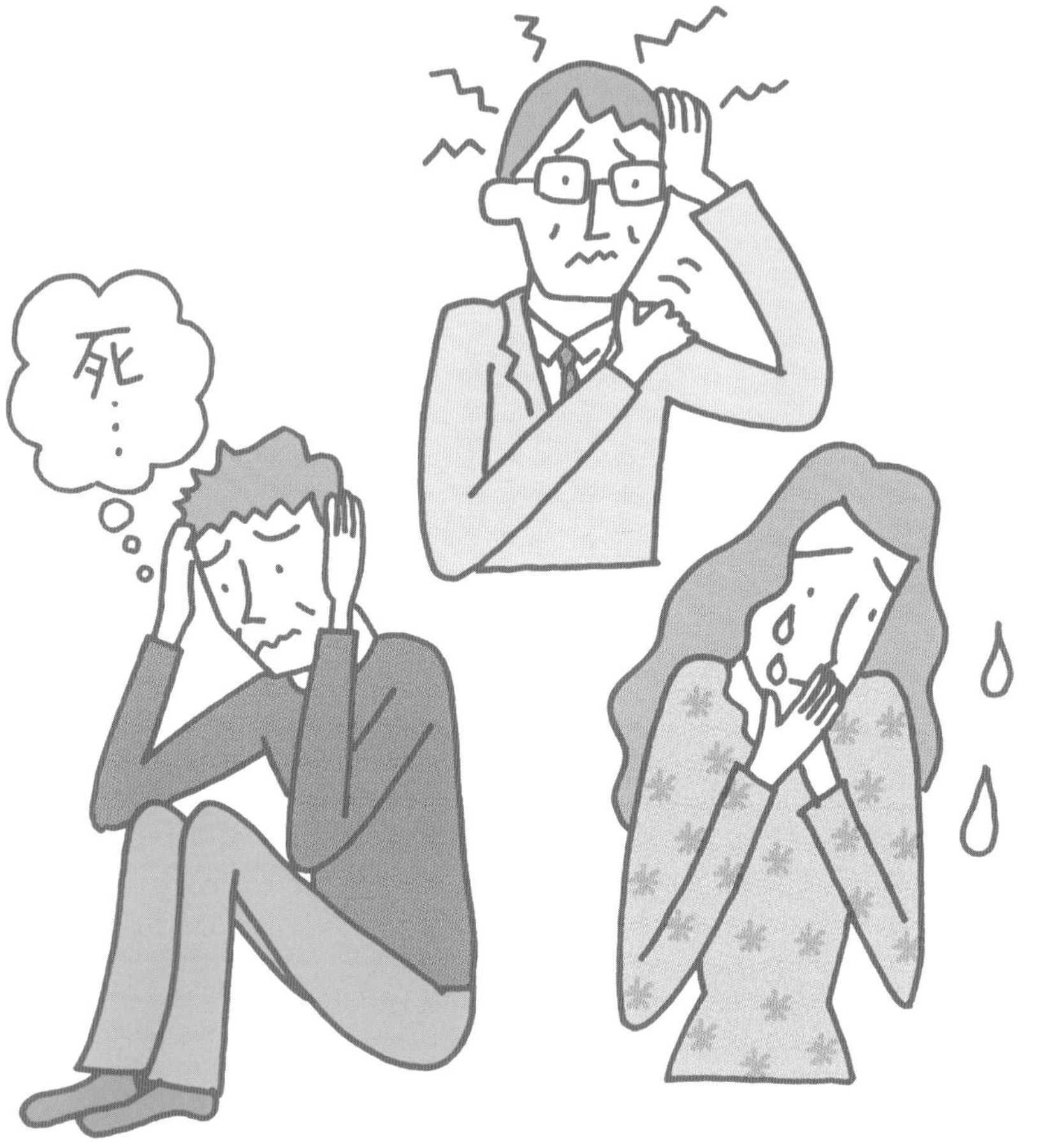

さらに、体の面でも、がんや、糖尿病、高血圧症などの生活習慣病が、健康診断などで見つかることが多くなるとともに、記憶力や体力の衰えを感じるようになり、「老化」を意識せざるをえなくなるのも、この年代です。

うつ病の初発年齢分布によると、うつ病をもっとも発症しやすいのは40歳前後です。

■**特徴**…この年代のうつ病は、うつ病の典型的な症状があらわれるのが特徴です。また、原因やきっかけがわからない**「内因《ないいん》性」のうつ病が多い**ことも特徴です（内因性のうつ病については105ページ参照）。

■**症状**…この時期のうつ病の典型的な症状は次のようなものです。

●ゆううつ感
●気がふさいで、気分が晴れない
●強い不安感、焦燥感がある
●悲しい、つらい、苦しい

●マイナス思考
●死を考える
●だるい
●食欲不振
●下痢、便秘
●頭痛や肩こり

■注意点…中高年のうつ病でもっとも気をつけなければならないのは**「自殺」**です。また、ゆううつな気分をまぎらすために**「アルコール依存症」**になることもあるので注意が必要です。

老年期のうつ病

　老年期（65歳以上）は、体のさまざまな機能低下に加えて、病気などにかかることも多くなり、自分の老化をはっきりと強く意識する時期です。

　また、退職などによって生活環境が大きく変わる時期でもあり、加えて、親しい人との別離などもふえ、**喪失感や孤独感が深まる時期**です。

　このような老化や別離は心に大きな影響をあたえ、うつ病にかかりやすくなります。ある調査によると、65歳以上の人の10～20％がうつ病にかかっているといわれ、30％にうつ状態が認められると報告されています。

　さらに、老年期になると、老化にともなって性格が変わり、そのため、ストレスやささいな出来事にもうまく対応できなくなり、うつ病を誘発しやすくなるともいわれます。

　老化にともなって起こりやすい性格変化には、「自己中心的になる」「疑り深くなる」「出しゃばりになる」「ものに感動しなくなる」「心に弾力性がなくなる」「体のことを過度に心配する」「不平不満が多くなる」「保守的になる」などがあげられます。

■特徴…ほかの年代とくらべ、いちじるしい「ゆううつ感」はそれほど前面に出ることはなく、頭痛や腹痛などの身体症状が目立つ、いわゆる**「仮面うつ病」の形をとることが多い**という特徴があります。また、**「妄想」をともないやすい**ということも老年期のうつ病の特徴の一つです。

「被害妄想」「罪業《ざいごう》妄想」「心気《しんき》妄想」、あるいは「貧困妄想」などです。また、**「不安・焦燥が強い」「ヒステリー症状を起こしやすい」「薬の副作用で意識障害（せん妄）を起こしやすい」**といった特徴もあります。

■症状…老年期のうつ病の症状としては、次のようなものが特徴的です。

●イライラして、じっと座っていられない
●ウロウロと室内や廊下を歩きまわる
●食欲が低下し、体重も減少する
●頭痛、めまい、心悸亢進《しんきこうしん》、腹痛、胃腸障害、睡眠障害など、いろいろ

な体の不調や痛みの訴えが多くなり、体のことへのこだわりや関心が強くなる

■注意点…老年期のうつ病の症状は非常に多彩なので、きめこまかな症状の観察が必要です。また、老年期のうつ病は**軽症である場合が多く、**うつ病が見逃されやすいので注意が必要です。さらに、一度うつ病にかかると、**長引いたり、再発しやすい**という特徴もあります。

特に注意が必要なのは、**「生きていても仕方がない」「自分はひとりぼっちだ」「生きているのがむなしい」「自分は役立たずの人間だ」「自分はクズ同然の人間だ」**などと口にするようになった場合です。ふだんはそんなことをいわない人が突然そんなことをいい出した場合には、自殺のおそれがありますので、できるだけ早く医療機関に連れていく必要があります。

また、老年期のうつ病で留意する点としては、**うつ病の症状の中に「認知症」の症状と似ているものがある**ということです。

●わけのわからないことをいう
●もの忘れがひどくなった
●行動や反応がにぶくなった
●受け答えがしっかりできない
●自分がいまどこにいるのかわからなくなる（見当識《けんとうしき》障害）

こういった症状は、認知症の症状と非常によく似ているために、**「うつ病性仮性認知症」**と呼ばれます。認知症との区別はむずかしいのですが、「口数が少なくなった」「外へ出たがらない」「悲しさやさびしさを訴える」「もうダメだと自分を責める」といったようなことがあれば、うつ病の可能性があります。

ただし、このような症状は一時的なものなので、うつ病が治れば症状もおさまります。

MEMO

警告うつ病

高齢者の中には、うつ病の治療中にがんが見つかる場合があります。うつ病であることが、その裏側に大きな病気が隠れているという警告《けいこく》となるものを「警告うつ病」といいます。警告うつ病の特徴としては、

●その年齢になるまでうつ病にかかったことがない
●特にストレスもないのに突然発症する
●抑うつの状態がどんどん悪化する
●活力や興味が減退する
●日内変動が見られない
●幻覚や思考力・集中力の衰えなどが見られない

といった点があげられます。高齢者のうつ病患者で、このような特徴があらわれた場合は、うつ病の治療と同時に体の検査を十分にすることが必要です。

■ 老年期うつ病の特徴

- ●軽症で、うつ病であることが見逃されやすい
- ●身体症状が目立つ「仮面うつ病」の形をとることが多い
- ●妄想をともなうことが多い
- ●不安・焦燥が強い
- ●怒り発作を起こしやすい
- ●仮性認知症を起こしやすい
- ●長引いたり、再発しやすい
- ●治療薬の副作用が出やすい（錯乱《さくらん》・せん妄）

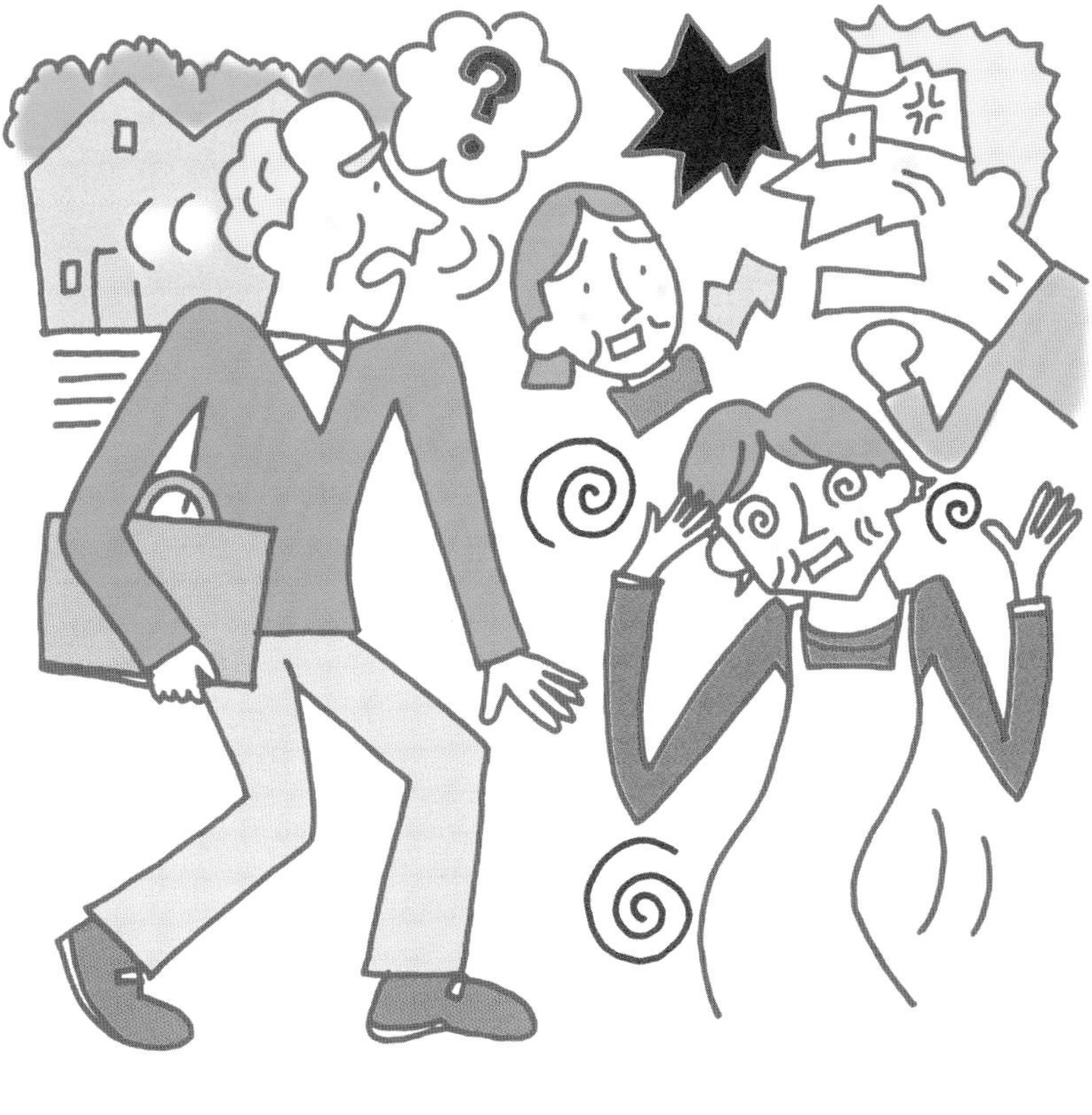

女性のうつ病

Point

- ▼女性は男性の2倍うつ病にかかりやすい
- ▼妊娠・出産や更年期などの人生の大きな節目のときにうつ病にかかりやすい
- ▼女性ホルモンの変化と環境の変化に性格的な要因などが加わって発症する

女性は男性の2倍うつ病になりやすい

女性のうつ病の患者数は、**男性の2倍**といわれています。

女性の場合、一生涯のうち、思春期、妊娠・出産、さらには更年《こうねん》期（閉経《へいけい》期）といったライフサイクルの中で、女性ホルモンの産生《さんせい》が激しく変動し、それが気分の変動に大きく関係すると考えられています。

うつ病になると、セロトニンやノルアドレナリンなどの脳内の神経伝達物質が不足しますが、女性ホルモンの一つであるエストロゲンには、これらの神経伝達物質の正常な働きを助ける作用があることが、最近の研究で明らかになってきました。

女性のうつ病の発症率は、このエストロゲンの変動の激しい時期に高くなっています。したがって、女性の場合、こうした女性特有の医学的要因に、心理的、社会的・環境的要因などが加わって、うつ病をまねきやすくなっているといわれます。

女性特有の気分障害（うつ病は気分障害の一つ）としては、次の４つがよく知られています。

①月経《げっけい》前症候群（ＰＭＳ）・月経前不快気分障害（ＰＭＤＤ）
②マタニティ・ブルー
③産後うつ病
④閉経期うつ病・閉経後うつ病

●月経前症候群・月経前不快気分障害

月経前に体調や気分がすぐれなくなることはよくあることですが、それが強い場合には、「月経前症候群（ＰＭＳ）」、または「月経前緊張症候群」と呼ばれます。主な症状には、以下のようなものがあります。

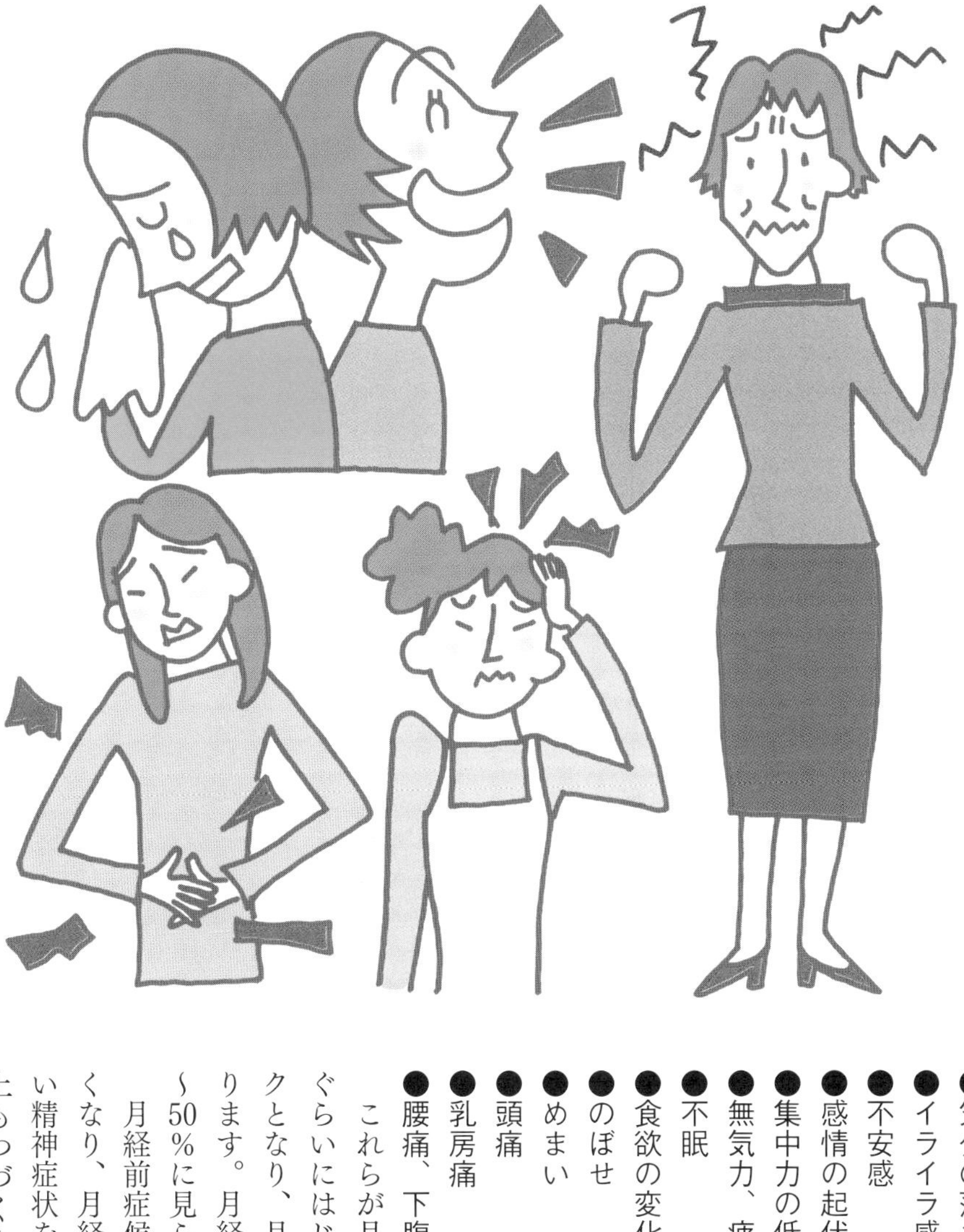

- ●気分の落ち込み
- ●イライラ感
- ●不安感
- ●感情の起伏の変化（情緒不安定）
- ●集中力の低下
- ●無気力、疲労感
- ●不眠
- ●食欲の変化（亢進または減退）
- ●のぼせ
- ●めまい
- ●頭痛
- ●乳房痛
- ●腰痛、下腹部痛

　これらが月経の数日から1週間前ぐらいにはじまり、月経直前にピークとなり、月経開始とともにおさまります。月経前症候群は、女性の20〜50％に見られるといわれます。

　月経前症候群の症状がさらにひどくなり、月経周期ごとに決まって強い精神症状を起こし、それが1年以上もつづくような場合は、「月経前不快気分障害（ＰＭＤＤ）」と診断されることがあります。そのほとんどが10～20代に発症することが特徴です。月経前不快気分障害の症状としては、以下のようなものがあります。

●ゆううつ感
●絶望感
●無価値感、罪悪感
●怒り
●焦燥感
●対人葛藤《かっとう》

月経前不快気分障害（ＰＭＤＤ）がなぜ一部の女性に起こるのか、その理由はまだわかっていませんが、おそらく下垂体《かすいたい》ホルモンと卵巣のホルモンの複雑な相互作用に、エストロゲンの急激な変動が何らかの影響をあたえているのではないかと考えられています。

なお、月経前不快気分障害の陰に本当のうつ病が隠れていることがあるので、注意が必要です。

●マタニティ・ブルー

出産後の女性に見られる、**比較的軽いうつ状態**です。「ベイビー・ブルー」ともいいます。産後2～10日目ごろに発症しますが、たいていは一過性のもので、それほど重症にならずに、1～2週間程度で落ち着きます。マタニティ・ブルーの頻度は、わが国では9～25％といわれています。

症状としては、次のようなものがあります。

●軽い落ち込み
●涙もろさ
●疲労感
●不安感
●焦燥感
●不眠
●集中力の低下

マタニティ・ブルーの原因は、妊娠中に増加していた女性ホルモンが、出産によって急激に低下するため、そのバランスのくずれが一因ではないかといわれていますが、詳しいことはわかっていません。

初産婦や、月経前症候群を経験した人、やや神経質なタイプの人に多く見られるといった特徴があります。また、産後の不安定な体調に加えて、慣れない育児といった環境も関係していると思われます。

マタニティ・ブルーは症状が軽いので、単なる産後の疲れと思い、発見が遅れがちになるので、注意が必要です。放置すると、重症化することもあります。

●産後うつ病

産後のマタニティ・ブルーよりも**症状がより強く、また長引く**場合には、産後うつ病（産《さん》褥《じょく》期うつ病）が疑われます。

産後うつ病は、大体産後2～5週ぐらいに起こるもので、特徴的な症状としては、

●不安感やイライラ感が強い
●ゆううつ感
●不眠
●育児に対する自信をなくす

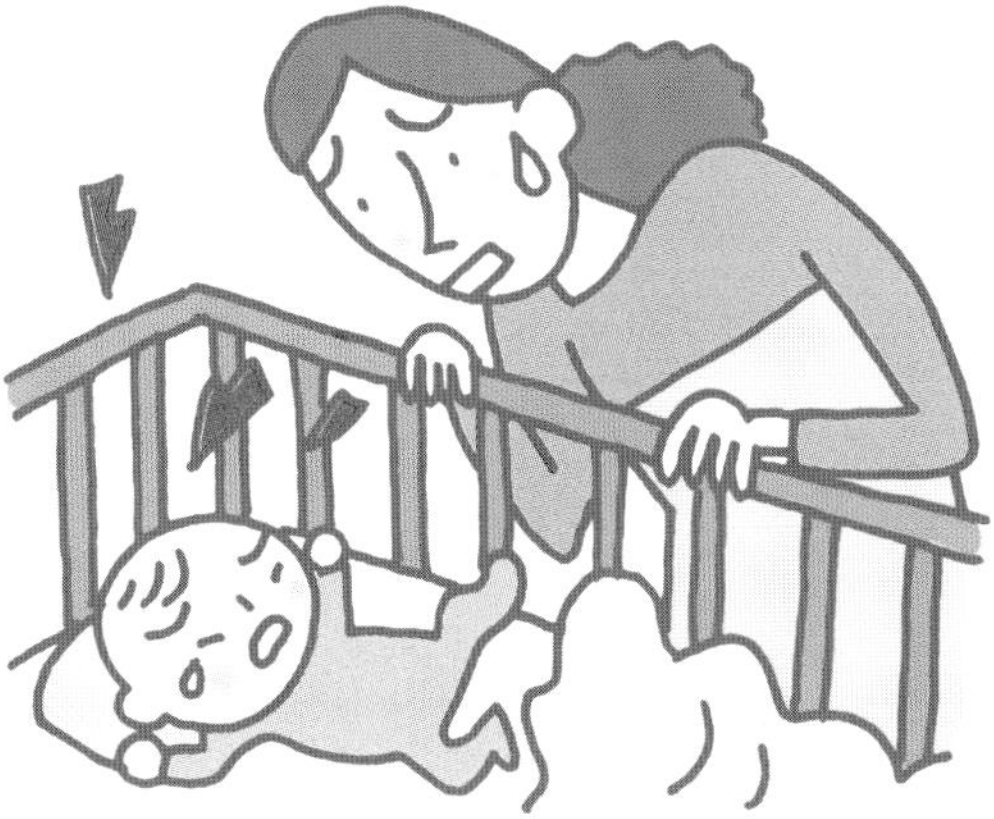

●育児に無関心になる

などがあります。

産後うつ病は、マタニティ・ブルーとは違って、放置すると治るのに長い時間がかかります。ときにはこの病気が原因となって、母子心中をはかったり、子どもを虐待するといった事件につながることもあり、適切な治療が必要です。また、産後うつ病を経験した人は、その後の出産でもうつ病にかかる危険性が高いので、注意しなければなりません。

●閉経期うつ病・閉経後うつ病

加齢による卵巣機能の低下によって、女性ホルモンの分泌が減少しはじめ、閉経を迎える45～55歳の時期を「更年期」といいます。この時期の**女性ホルモンのバランスの乱れ**から、「更年期障害」といわれるさまざまな症状が出てきます。体の不調を訴える不《ふ》定《てい》愁《しゅう》訴《そ》も起こりやすくなります。

また、この時期には、体調面だけでなく、子どもの自立、老いへの不安、近親者の介護や死といった問題もあり、環境面でも多くの**ストレスを受けやすい時期**です。

このような女性ホルモンの変化と環境の変化、それに本人の性格的な要因などがかかわって、うつ病を発症する人が少なくありません。

閉経期うつ病・閉経後うつ病の主な症状には次のようなものがありますが、通常、症状はそれほど重くありません。

●不眠
●抑うつ気分（気分の落ち込み）
●イライラ感
●のぼせ、ほてり、発汗
●頭痛
●めまい
●疲労感、倦怠感

■ 更年期障害の症状

自律神経失調症状	**1　血管運動神経症状** ●熱感（顔面紅潮《こうちょう》、のぼせ）●発汗　●冷え症 **2　睡眠障害** **3　その他** ●動悸　●頭痛　●めまい　●耳鳴り
精神症状	●抑うつ ●精神不安定 ●意欲低下 ●不安感 ●記憶力減退
その他の症状	**1　運動器官症状** ●肩こり　●関節痛　●腰痛　●筋肉痛 **2　消化器症状** ●腹痛　●食欲不振　●悪心《おしん》・嘔吐　●下痢 **3　その他** ●易《い》疲労性　●皮膚症状（湿疹・掻痒《そうよう》感） ●口渇《こうかつ》感

（坂元正一ほか監修：プリンシプル産科婦人科学１.改訂版、2001年）

●肩こり
●動悸

ただ、閉経期うつ病（閉経後うつ病）の問題点として、更年期障害による不定愁訴と、うつ病による不定愁訴とを見わけるのがむずかしいということがあります。そのため、うつ病の症状を更年期障害の症状と見誤り、治療が遅れてしまうことがあるので、注意が必要です。

また、つらい症状があっても、「更年期だからしようがない」とあきらめてしまう人もいますが、落ち込みがひどいときには、心療内科などの専門医に相談しましょう。うつ病からくる症状であれば、治療によって治すことができます。

さらに、最近は心身両面からみてくれる婦人科医もいますし、ホルモン補充療法などの更年期障害の治療も進んでいます。そういった婦人科医に相談するのもよいでしょう。

第2章

うつ病とはどんな病気？

うつ病は珍しい病気ではない

Point

- ▼うつ病は「脳の病気」。決して精神的(性格的)に弱いからなる病気ではない
- ▼うつ病はだれでもかかる可能性のある「ありふれた」病気
- ▼うつ病は早く見つけてきちんと治療すれば必ず治る病気

うつ病は脳内のトラブルが原因で心が弱る病気

うつ病は、ひと言でいうと、**「心のエネルギーが枯渇《こかつ》してしまう病気」**です。

うつ病がどうして起こるかについてはまだわからない点もありますが、これまでは脳内の情報を伝えるセロトニンやノルアドレナリンといった「神経伝達物質」が深くかかわっているといわれてきました。

しかし、こうした神経伝達物質や、あるいはそれを受け取る受容体に問題があるとする説には、いろいろ矛盾点もあることが指摘されています。

うつ病の原因に関し、最近注目されているのが、脳内の「扁桃体《へんとうたい》」の役割です。扁桃体から分泌されるストレスホルモンが過剰になると、意欲の低下や行動の低下などをまねき、それがうつ病を引き起こすのではないかといわれているのです(91ページ参照)。

うつ病は心の病気ですが、それを引き起こすのは脳内のトラブルであり、医学的には**「脳の病気」**です。

ですから、うつ病の原因を、「精神的(性格的)に弱いから」「がんばりが足りないから」「周囲に甘えている」などととらえることはまちがいです。周囲の人のこのような誤解は患者さんを苦しめるだけでなく、患者さんから適切な治療を受ける機会をも奪ってしまう危険性があるので、気をつけなければなりません。

うつ病はだれでもかかる可能性がある病気

うつ病の生涯有病率は、男性で10%前後、女性で20%前後といわれています。つまり、男性の10人に1人、

女性の5人に1人は一生のうちに1回はうつ病にかかることになるわけで、そういう意味では、**うつ病はだれでもかかる可能性のある、ありふれた病気**といえます。

女性のほうが男性より2倍高いのは、女性ホルモンの影響や、結婚、妊娠などさまざまなライフイベントにともなうストレスといった、うつ病にかかりやすい要因が数多くあるためと考えられます。

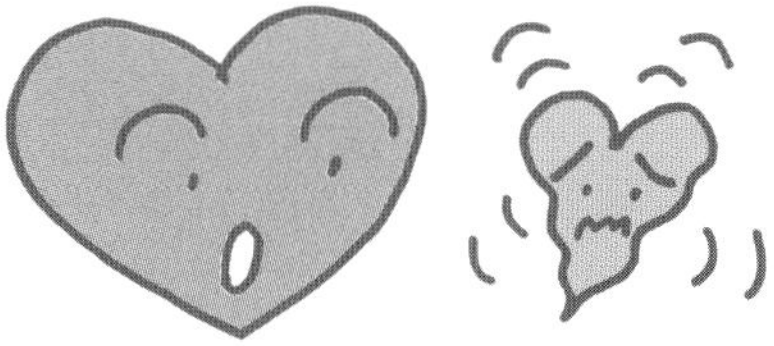

うつ病は心のエネルギーが枯渇する病気

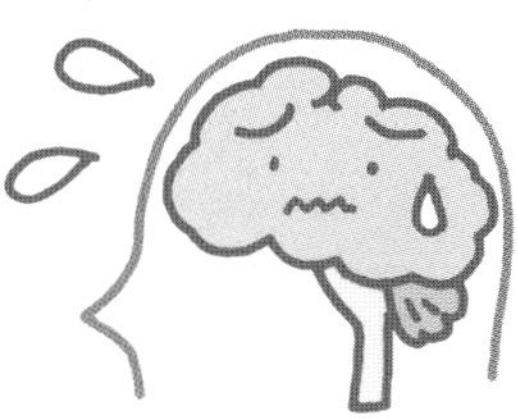

うつ病は脳の病気。「精神的（性格的）に弱い」からうつ病になるわけではない

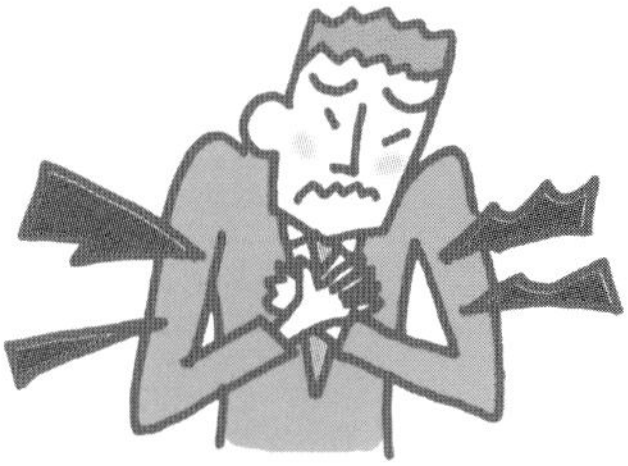

うつ病は心の不調だけでなく、体の不調も引き起こす

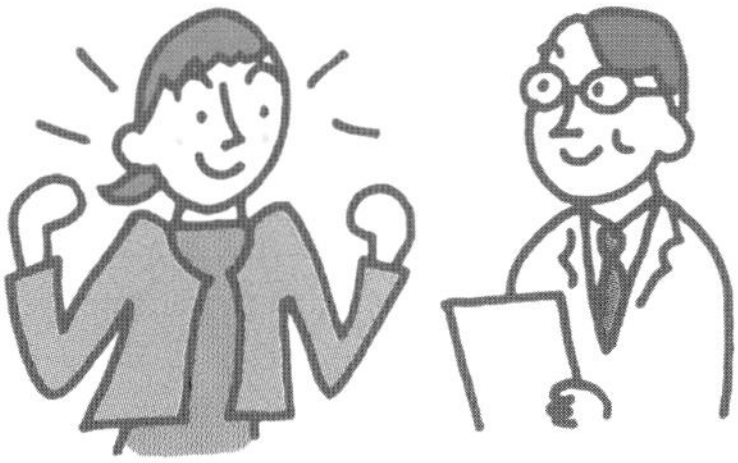

うつ病はきちんと治療すれば治る病気

うつ病はきちんと治療すれば治る病気

うつ病は**早期に発見して適切に治療すれば、十分に治すことができる病気**です。そのためには、患者さん本人や周囲の人が早く気づいて、専門家による適切な治療を受けることが大切です。

ただ、うつ病は、体の病気と違って、熱や痛みなどが出るわけではないので、本人も、また周囲の人も「心の病気」とは気づかないケースが少なくありません。

また、うつ病になると、心の不調だけでなく、体の不調も引き起こします。

「だるさ」や「不眠」「食欲低下」といった体の症状の本当の原因がうつ病だと気づかずに治療が遅れる場合もあります。

そのためにも、うつ病に対する正しい知識と理解を持つことが何よりも大切です。

最近のうつ病の傾向

Point

- ▼うつ病は年々ふえているが、10人に7人は治療を受けていない
- ▼若い人に多い「軽症うつ」は、放置すると症状が悪化し治りにくくなる
- ▼最近注目される「非定型うつ病」は従来のうつ病とは反対の症状があらわれる

うつ病患者は年々ふえている

厚生労働省の調査によると、日本のうつ病患者数（躁《そう》うつ病を含む）は、１９９６年では43・3万人でしたが、２００５年で92・4万人、２０１４年で１１１・６万人、２０１７年では１２７・６万人と増加しています。しかし、これは医療機関を受診した患者さんの数で、実際にはさらに多くの患者さんがいると考えられます。一方、うつ病患者さんの10人に7人はきちんと医師を受診していないというデータもあります。

また、２０１０年9月には、厚生労働省が「うつ病による経済的損失は７７００億円にのぼる」との試算を発表しています。

うつ病による自殺は大きな社会問題

うつ病をはじめとする精神疾患は、**自殺の重要な要因となっています。**日本では、年間3万人以上の自殺者が10年以上にわたって出ていますが、実に国民の４００人に１人は自殺で亡くなっていることになります（自殺は死亡原因の第6位）。その自殺をはかった人の75％に精神疾患があり、その46％はうつ病であるという調査結果があります。

さらに、最近は中高年の自殺が増加していますが、その背景の一つにうつ病があるといわれます。中でも、長時間労働などが原因でうつ病になり、自殺をしてしまう、いわゆる過労自殺が増加しているといわれ、大きな社会問題となっています。

「軽症うつ」がふえている

■うつ病にかかっている人口

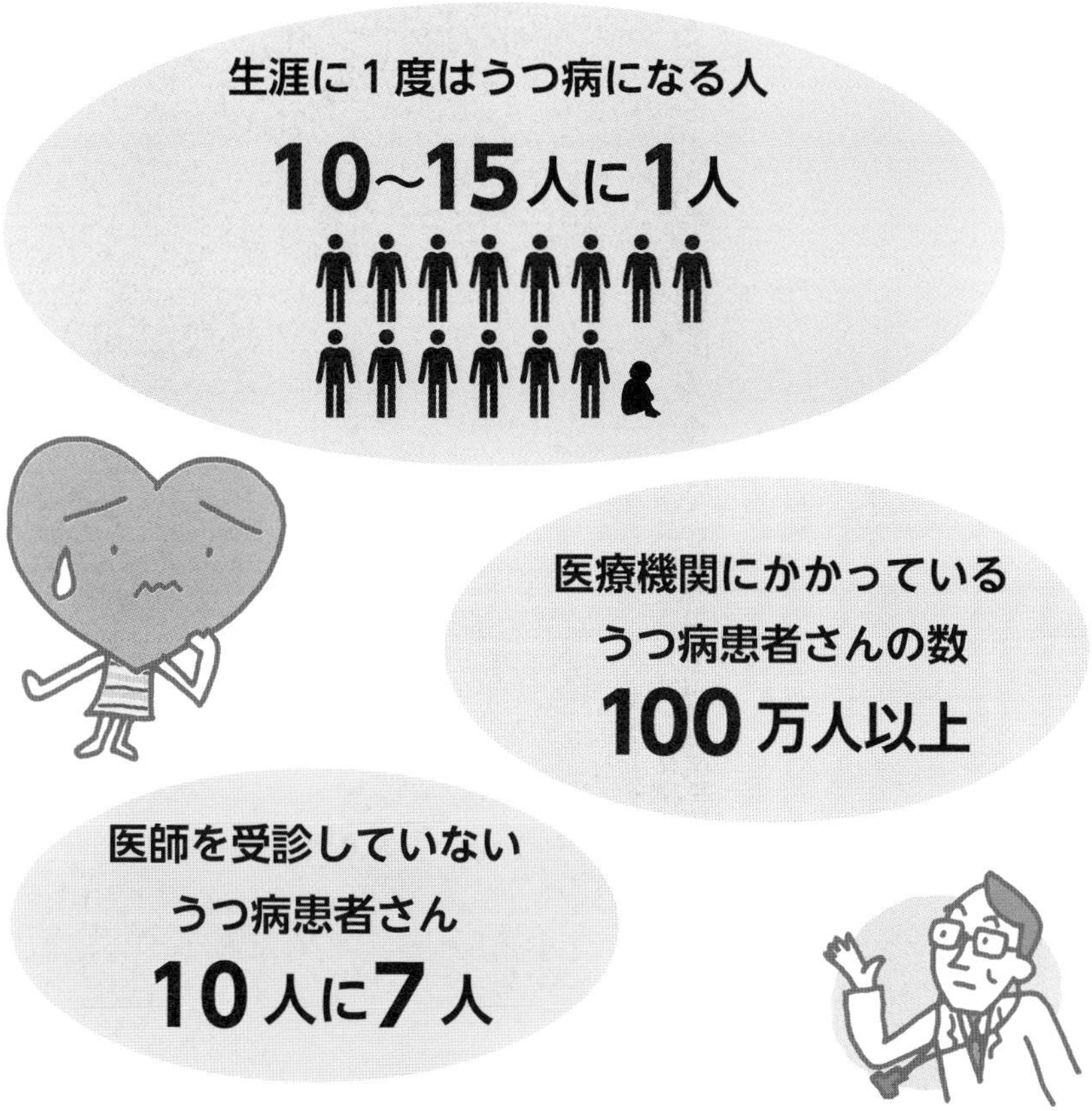

いわゆる典型的なうつ病を分類上は「大うつ病」といいますが、最近は、それより症状が軽い**「軽症うつ」**といわれる患者さんが、特に若い人の間にふえている傾向があります。軽症うつは、**「軽度うつ」**、あるいは**「プチうつ」**などとも呼ばれます。

典型的なうつ病とくらべると、軽症うつは症状が軽く、「最近、疲れやすくなった」「意欲がわかない」「落ち込む」といった心身の不調を訴えますが、仕事や生活の面では特別大きな支障をきたさないという特徴があります。

ほかに、症状としては、軽いうつ気分が長くつづいたり、集中力がなくなったり、不眠や食欲不振などがつづきますが、これが単なるゆううつなだけなのか、あるいは病気の抑うつ症状なのか、症状が非常に似ているために判断がむずかしいという問題があります。また、軽症うつには、いわゆる「仮面うつ病」（28ページ参照）の形をとるものもあるので、油断はできません。

はじめは軽い症状でも、適切な治療を受けないでいると、症状が悪化したり、治りにくくなったりするおそれもあるので、そのうち治るだろうと軽く考えないようにしましょう。

不安障害などとの合併もふえている

また、これも若い人に多く見られるケースですが、最近は、うつ病を単独で発症せずに、**不安障害や摂食障害などと合併**する患者さんがふえています。不安障害というのは、パニック障害や社交不安障害など、不安を主な症状とする心の病気全般をさします。

最近注目される新しいタイプのうつ病

うつ病といえば、抑うつ症状、意欲の低下、興味や関心の喪失、気分が晴れない、不眠、食欲不振、といった症状が代表的なものですが、同じうつ病でも、これらの症状があてはまらない新しいタイプのうつ病が、近年注目されています。

それが、**「非定型うつ病」**、あるいは**「新型うつ病」**と呼ばれる心の病気です。40～50歳代の働きざかりに多いうつ病に対して、非定型うつ病は、特に20～30歳代の若い世代に多いという特徴があります。中でも、20～30歳代の女性の場合、その約8割が非定型うつ病といわれ、同年代の男性の約3～5倍とされています。

この非定型うつ病は、抑うつ症状が強く出るため、日常生活にも支障をきたすほどですが、ただ食欲もあり、夜もよく眠れ、どちらかというと過食・過眠傾向で、体重の増加も見られることから、うつ病とは気づかずに治療が遅れる場合があります。また、自分にとってイヤなこと、たとえば仕事のときだけうつになり、楽しいこと、うれしいことなどがあると、急に元気になってしまう、といった特徴もあります。

この非定型うつ病は、先に述べたように、**従来のうつ病とは正反対の症状を示し**、ほかの心の病気とも似た症状があることから、専門家の間でも診断に苦労することが多い病気です。非定型うつ病は、同じ「うつ病」という名前がついていても、治療法も、また患者さんへの接し方、対応の仕方もふつうのうつ病とは異なります。そのため、誤って診断してしまうと、症状を悪化させてしまうおそれがあります。また、非定型うつ病は、パニック障害などの不安障害を併発しやすく、併発すると重症化しやすいという特徴もあるので、注意が必要です。

■従来型のうつ病と非定型うつ病の症状の違い

従来型のうつ病	非定型うつ病
●常に抑うつ気分、好きなことでもやる気がしない、楽しくない ●眠れない ●食欲がなく、体重が減る ●だるい ●自責の念が強い ●朝方に特に調子が悪い、夕方から夜にかけて少し改善する	●抑うつ気分はあるものの、好きなことや楽しいことがあると元気になる ●いくら寝ても眠い ●過食傾向にあり、体重もふえる ●体が鉛のように重く感じる ●人間関係に過敏に反応する ●夕方から夜にかけて調子が悪くなる
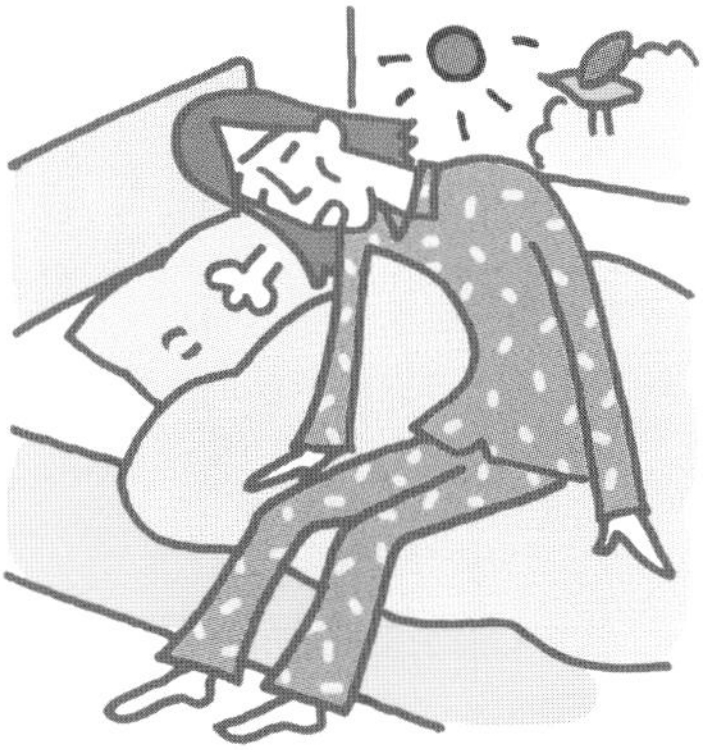	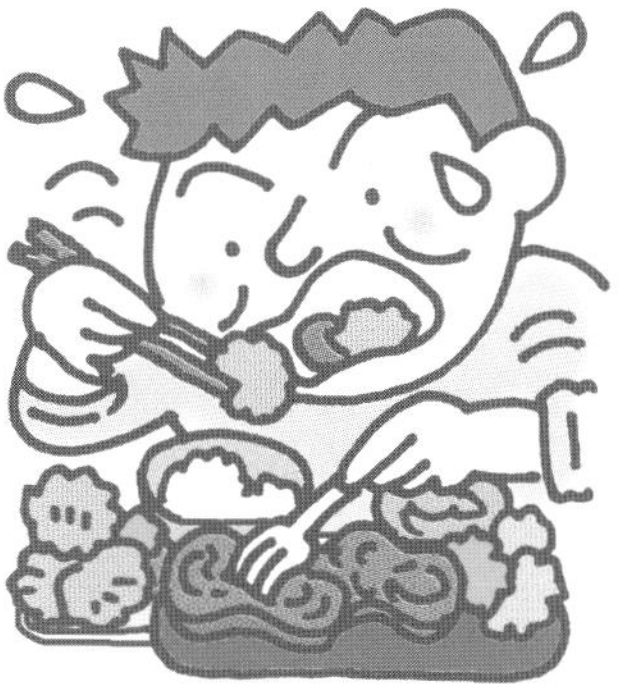

MEMO

非定型うつ病の治療

非定型うつ病の治療は、主に薬物療法と精神療法で行います。メインは薬物療法ですが、非定型うつ病の場合、抗うつ薬が効きにくいという特徴があります。

そのため、症状の強さや種類によって薬物療法と精神療法を使い分け、または併用していきます。患者さんによっては、薬物療法よりも精神療法のほうが高い治療効果を上げるケースがあります。

一般に、症状が強く出ている急性期は薬物療法を中心にして、ある程度症状が落ち着いてきたころから、精神療法の比重を高めていきます。

非定型うつ病に対し、特に高い効果が認められている精神療法には、「認知行動療法」や「対人関係療法」があります。

うつ病はどのように進行するか

Point

▼うつ病は発見が早ければ早いほど治りも早い
▼はじめにどのような症状が出るかを知っていると早期発見に役立つ
▼うつ病かどうか見わけるポイントは症状の「程度」と「長さ」

一般的なうつ病の症状の経過

一般的に、うつ病になると、どのような症状の経過をたどるのか、次に見てみましょう。

ただし、以下の症状の経過はあくまでも一般的なもので、必ずこのような症状があらわれる、あるいはこの通りに進行するというわけではありません。

1 体が何となくだるい、疲れがなかなかとれない、気分が落ち着かない、やる気が起きない、ものごとに集中できない、イライラする。

2 食欲がない、何をやっても楽しくない、よく眠れない、追いつめられた気分になる、あせり（焦燥《しょうそう》感）が出てくる、仕事や家事がうまくできない。

3 そんな自分自身にイヤ気がさしてくる、自分を責める、目に見えて体重が減ってくる、朝起きるのがつらい、便秘がちになる。

4 不調を自覚し、かかりつけの医師にみてもらっても原因がわからない、あせりが強くなる、出勤できなくなる、朝起きられなくなる。

5 何もかもうまくいかないのは自分のせいだ、自分は怠けものだ、と自責の念が強くなる。

6 つらさや苦しさを感じるようになる、自責の念もますます強くなる、じっとしていられなくなる、いたたまれないような強い焦燥感を感じる。

7 まわりの人に迷惑をかけている、自分などいなくなったほうがいいと感じ出す。

8 こんなに苦しいなら、いっそ死んでしまったほうが楽だ、これ以上ほかの人に迷惑をかけたくない、と考え出す。

以上の経過のうち、**2**から**3**ぐらいの状態で治療をはじめることができれば、軽いうつ（軽症うつ）といった程度で、早期の回復が望めます。また、**4**か**5**ぐらいであれば、治療をつづけながら、十分な休養をとることで回復できます。**6**以降になると、心身ともにかなり衰弱してくるため、場合によっては入院治療も考えなければならない段階です。

特に、**8**の**「自殺念慮《ねんりょ》」が出てきたら要注意**です。最悪の事態も十分に考慮しながら、長期にわたって治療をつづけていかなければなりません。

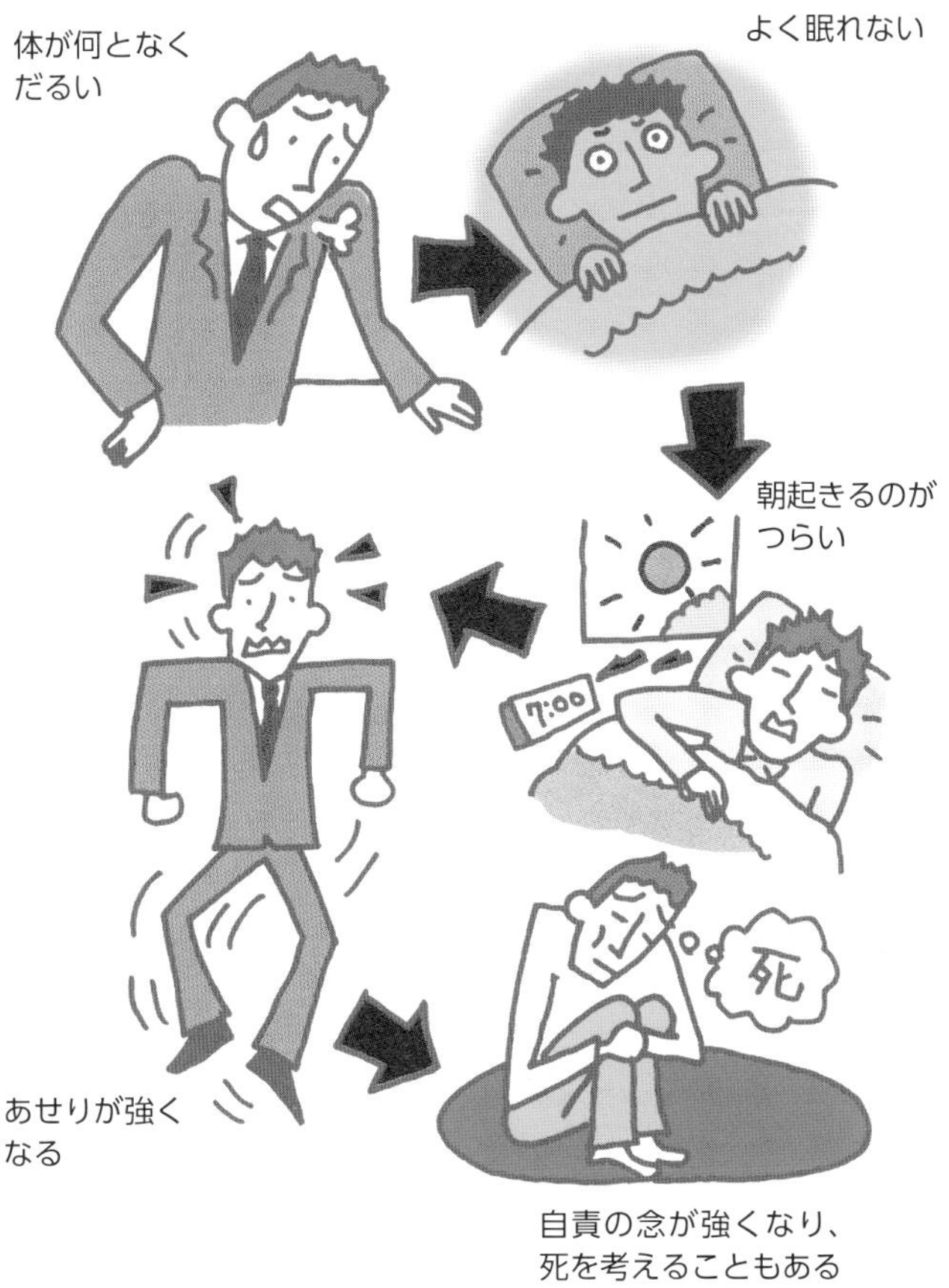

「気分の落ち込み」「あせり（焦燥）」「不安」からはじまる

うつ病になると、おおむね以上のような一定の経過を経て症状が進行していきます。

そこで、まず、うつ病になると、はじめにどのような症状が出るかを知っておくことは、早期発見のためにも大切なことです。

うつ病になったとき、はじめに感じる症状を大きく分けると、次のようになります。

①気分の落ち込み、興味や喜びの喪失
②あせり（焦燥）・不安
③意欲の低下
④さまざまな身体症状

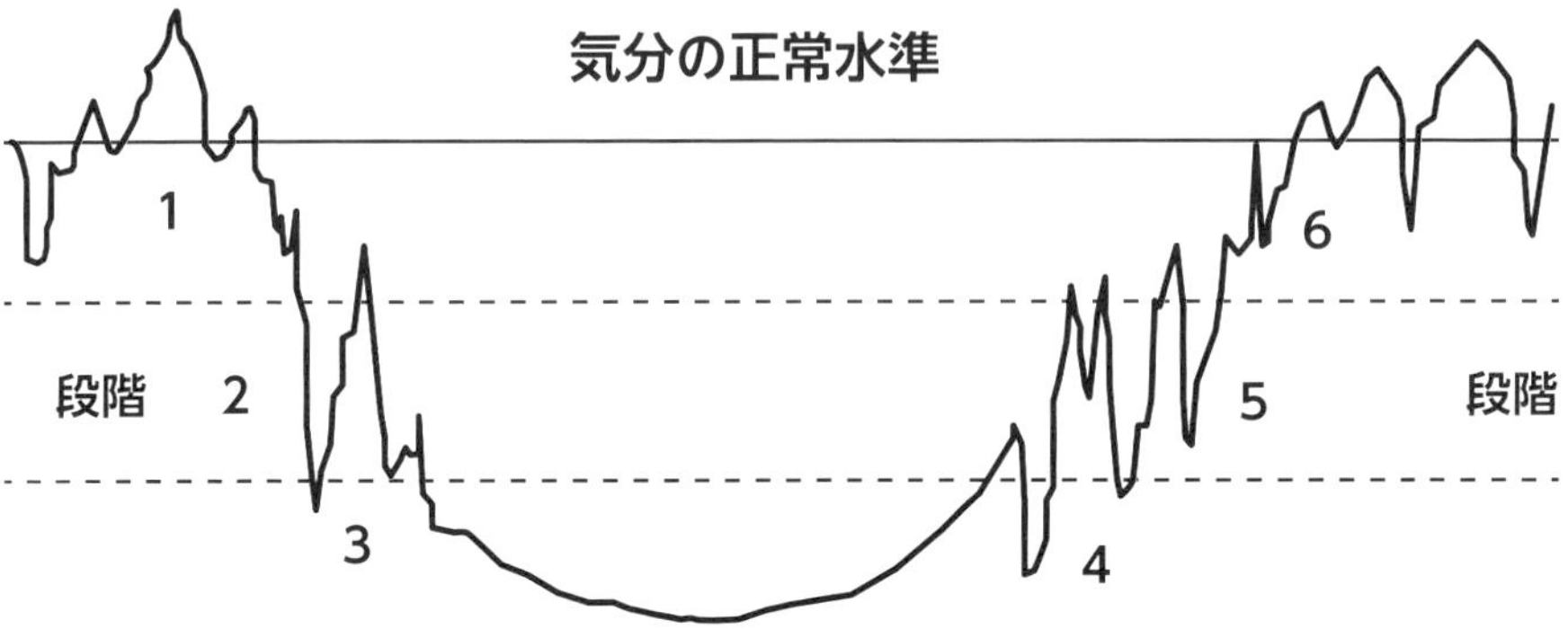

※アメリカの精神科医クレイネスは、うつ病の発症から回復（寛解《かんかい》）に至るまでの病期を６つの段階に分けました。ただし、症状には個人差があるので、一つの目安として見てください。

この①から④の中で、もっともしばしば見られるのは、①と②の気分の落ち込み、興味や喜びの喪失、イライラ、あせり（焦燥）、不安などの症状からうつ病がはじまるケースです。うつ病に気づくきっかけとして、**「朝、新聞を読まなくなった」**ということがありますが、これは、ふだんは気になっている新聞の記事（世の中の動き）に対して興味や関心がなくなってしまうためです。

次に、③の意欲の低下（意欲の減退）です。何もする気になれない、何かをやろうとしても「おっくう」に感じる、ものごとに集中できない、といった症状からはじまるケースです。

次の④は、体がだるい、疲れがとれない、食欲がない、よく眠れない、などの体の不調からはじまるケースです。はじめてうつ病になった人の多くは、精神的な症状より、こうした身体的な症状を訴えて医療機関を受診します。

大切なことはうつ病の兆候を見逃さないこと

①から④のような症状が、時間がたつにつれて軽くなっていくか、あるいは消えてなくなるようなら問題はありませんが、数週間以上もつづくようであれば、うつ病の可能性があります。

大切なことは、このような症状がくり返しあらわれるかどうか、そしてがまんできないほど強いものであるかどうか、またそれが長くつづいているかどうかです。**「これまでとは何か違う。しかも、その違いの程度も強い。しかも、それがいつまでもつづいている」**と感じたら、うつ病を疑い、早めに専門医に相談することが大切です。

うつ病の発症から回復までの経過(クレイネス)

段階	病相(症状)	日内変動の有無
前《ぜん》駆《く》期 右ページの1	**心身のエネルギーが徐々に失われる時期** ●心か体のどちらかに症状があらわれはじめる。 ●気分の落ち込み、イライラ、焦燥感、退屈感、不快感、むら気、厭《えん》世《せい》感、自信欠乏、劣等感、無関心、注意散漫、アンヘドニア(喜びが感じられない)、動作緩慢《かんまん》、疲労感など。 ●早朝覚醒や食欲不振、疲れがとれないなどの変化、あるいは痛みや動悸、胃腸の不快感など。	ほとんどなし
初期・中期 右ページの2	**抑うつ気分が強くなる時期** ●心にも体にもはっきりと症状があらわれる。ぼんやりとした状態が多くなる。 ●日常生活は困難になり、抑制されていた過去の記憶や悪夢にさいなまれたり、他人との交流がしだいに重荷となり、対人関係が悪化して維持できなくなる。 ●顕著な抑うつ感、希望喪失、憤怒《ふんぬ》、無感動、興味喪失、無能感、決断不能、注意力喪失、健忘、思考力低下、睡眠障害、食欲喪失、体重減少、性欲減退、重度の気分変動、自己の過小評価、極度の罪業感や疲労感、自殺企図、突発的な焦燥感など。	顕著
極《きょく》期 右ページの3・4	**もっとも症状が重い時期** ●感情、思考、意欲がまったくなくなる時期。人に援助を求めることすらなくなり、ひたすら精神的な苦痛にじっと耐えているだけの状態。 ●エネルギーがゼロに近く、生きる意欲も非常に弱い。自殺願望はあるが、実行するだけの気力がない。 ●ほとんど寝込んだ状態。	ほとんどなし。常に落ち込んだ状態
回復期 右ページの5	**回復のきざしが見られる時期** ●精神面で改善と悪化をくり返すので、心身のバランスがくずれがち。そのため、あせりなどが生じることもある。感情の起伏が非常に顕著で、もっとも自殺の危険性が高い時期。 ●食欲も出てきて、不眠も少しずつ解消されてくる。 ●他人に助けを求め出すようになるが、神経症的な気分に取りつかれ、他人の意見を聞こうとしないときもある。	顕著
回復期 右ページの6	**治りたいという希望を持ちはじめる時期** ●心のほうも大分回復に向かってくる。不眠は大分解消され、疲労感も減ってきて、気分的にもやる気や希望が出てくる。 ●不満足感や軽い焦燥感、および気分の変動が見られるが、ほぼ症状は消失しており、調子がよいときは健康な人とさほど変わりがない状態。 ●大分自信も回復し、やる気も出てくるが、無理をすると症状が再燃《さいねん》するおそれがある。まわりの人は症状が回復しているように見えても、すぐに社会復帰を促さない。	少ない

回復までのプロセス

Point

- ▼うつ病は治るまでに一進一退をくり返す
- ▼うつ病は再発しやすい病気。治ったと思っても油断は禁物
- ▼治ってからでも薬は半年〜1年ぐらいは飲みつづける（維持療法）

うつ病は一度治っても再発する可能性が高い

まず知っておいていただきたいことは、**うつ病は直線的に回復する病気ではない**ということです。うつ病の治療は、診断を受けてから回復するまで、一進一退をくり返しながら、ある程度時間がかかるのが一般的です。

その過程は、①急性期、②回復期、③再発予防期の3つの段階に大きく分けられます。それぞれの期間は人によって異なりますが、以下はごく典型的な経過と目安となる期間です。

①急性期

急性期とは、気分の落ち込み、不安、イライラ、不眠、食欲の低下などの症状がもっとも重くつらい期間です。

うつ病の診断を受けてから、適切な薬物治療を開始することで、1〜3カ月ほどで症状が軽快《けいかい》（症状が軽くなること）するのが一般的です。この時期は、**「治療というレールにうまく乗せる時期」**であり、休養を十分にとりながら、薬の問題をクリアする時期でもあります。抗うつ薬による治療は、少量から様子を見ながら開始し、徐々に増量して治療に必要な量を決めていきます。効果があらわれるまでには時間がかかりますので、あせらないで治療に専念することが大切です。

うつ病の患者さんは心身のエネルギーが枯渇《こかつ》してしまっている状態です。急性期には、とにかく**しっかりと休養をとることが何よりも重要**です。

②回復期

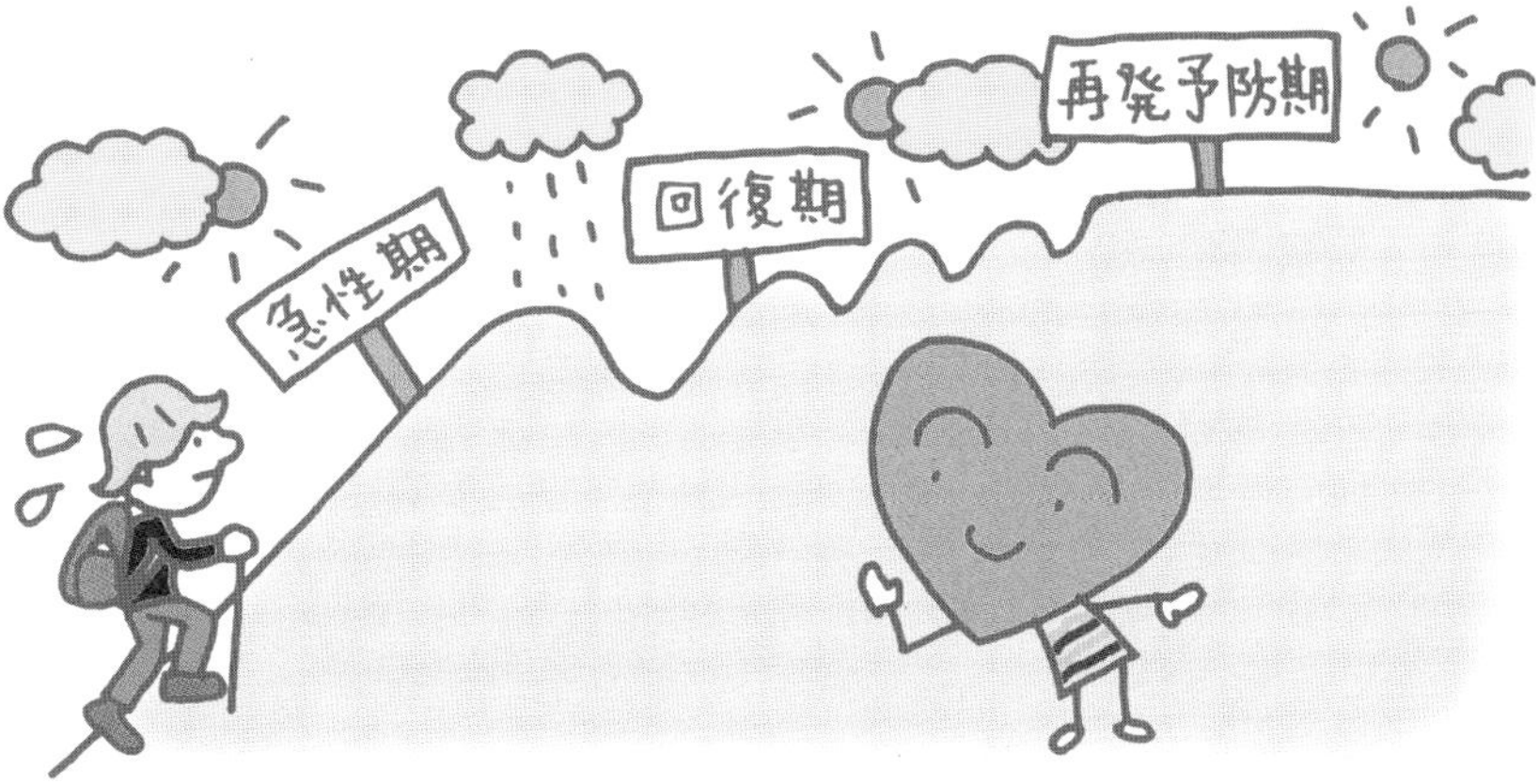

回復期には、調子がよくなったり、また少し落ち込んだりというように、**症状が波のように上下しながら、徐々に改善**していきます。

　そして、ケースによって異なりますが、3～6カ月で約50％、1年で約70～80％の患者さんが、「不安やイライラなどの症状が消えた」「意欲がわいてきた」と実感するようになります。このように、一見病気が治ったかのように思える状態を、医学的には「寛解《かんかい》」といいます（寛解は、うつ病の症状や兆候が2カ月間認められない状態）。

　寛解すれば、患者さんは症状から解放され、ずいぶん楽になりますが、これで「完全に回復した」ということにはなりません。その先、本当に回復するまでには、意外と長くかかります。ここで、もし患者さんが、「もう治った！」と勝手に判断して無理をしたり、服薬を中止したりすると、症状が悪化して、回復までの時間が長引いてしまうおそれがあるので、くり返しになりますが、とにかくあせらずに薬物治療をつづけることが大切です。

　休職して治療をつづけている人は、ある程度調子がよくなると、つい職場復帰を急ぎがちです。しかし、前に述べたように、うつ病は一進一退をくり返しながら徐々に回復していく病気なので、十分に回復しないまま職場復帰をすると、症状が悪化してしまう危険性があります。こうした後退現象は、寛解に近づくにつれてあらわれはじめ、回復期にもよく起こります

　したがって、回復期は、少しずつ、無理のない程度に散歩をしたり、美術館に行ってみたりと、昼間の活動量をふやしながら、**生活リズムをゆっくりととのえていく時期**と考えましょう。

また、そろそろ主治医と話し合いながら、社会復帰のタイミングについて考える時期でもあります。

復職にあたっては、リワークプログラムなどを利用して、徐々に就業リズムに体と心を慣らしていく必要があります。休んだ分を取り戻そうと、ついがんばってしまいがちですが、無理は禁物です。復職しても、しばらくの間は就業時間を減らしたり、負担の少ない部署に配置転換してもらったりと、職場の理解と協力が不可欠です。

主婦の場合も、家族にも協力してもらいながら、段階的に少しずつ家事の仕事量をふやすようにしていくことが大切です。

③再発予防期

回復期を過ぎ、症状が安定しても、まだまだ油断はできません。うつ病は再発しやすい病気です。統計によれば、**はじめてうつ病になった人の約半数は再発する**といわれています。

また、症状軽快後2～3カ月はうつ病が再燃《さいねん》しやすい時期といわれています（再燃は、病気が治りきらないうちにまた症状が悪くなること）。そのため、回復期を過ぎてもしばらくは薬物治療を継続して、再発を予防しながら調子のいい状態を維持していく必要があります。

治療によって調子がよくなると、気力も少しずつ出てきます。まわりの人が見ても、元気そうで、家族もほっと一息という感じになります。

しかし、この時期にいちばん気をつけなければならないことは、本人も家族も安心してつい気がゆるみがちになることです。この時期は、**「回復への最後の総仕上げ」**ともいえる時期ですから、決して気をゆるめてはいけません。

勝手に薬を飲むのをやめてしまうのはもちろん厳禁ですが、薬の飲み忘れにも注意が必要です。薬をやめる際には、必ず主治医の指示に従うことが大切です。

一般に、回復してからも、再発予防のために、**服薬などの治療は半年から1年ぐらいは継続して行う**のがふつうです（維持療法）。

また、自分がどんな状況でうつ病を発症したのか、また、調子が悪くなりはじめる際にどんな症状（サイン）が見られたのか、この時期に家族や周囲の人たちと話し合っておくことも大切です。

再発のサインは人それぞれですが、気分の落ち込みやイライラ感、不眠など、その人の**再発のときの症状と、はじめてうつ病になったときの症状とはほぼ同じ**なので、もし家族や周囲の人が再発のサインに気づいたら、なるべく早く受診をすすめましょう。

ふえている「難治性うつ病」

うつ状態が慢性化し、再発をくり返す

うつ病は、薬物治療を開始すると、個人差はありますが、大体2～3週間で効果があらわれはじめます。

ところが、人によっては、十分な量の抗うつ薬を、十分な期間服用しても、なかなかうつ症状が改善しなかったり、いったん寛解《かんかい》（症状がなくなること）しても、すぐに再発してしまったりして、2年以上の慢性的な経過をたどるケースが見られます。このようなうつ病を、「難治《なんち》性うつ病」、あるいは「治療抵抗性うつ病」と呼びます。

難治性うつ病は、うつ病患者全体の約3割を占め、近年増加しているといわれています。

難治性うつ病の原因はまだよくわかっていませんが、次のような理由が考えられます。

●不安障害や適応障害を合併している場合

●うつ症状が双極《そうきょく》性障害（躁《そう》うつ病）のものである場合

●パーソナリティ障害の合併、特に境界性パーソナリティ障害がある場合

●アルコールなど物質依存の合併がある場合

●身体的合併症がある場合（たとえば甲状腺機能低下症、HIV、脳梗塞など）

●本人の病前《びょうぜん》性格に偏《かたよ》りがある場合

ただ、このような原因がないにもかかわらず長引くケースもあるので、治療法については医師とよく相談することが大切です。薬を変えたり、場合によっては「通電療法（ＥＣＴ）」（158ページ参照）を検討してもよいかもしれません。

また、1年以上治療しても症状の改善が見られない場合は、主治医と相談をした上で、「セカンド・オピニオン」（主治医以外の専門医の意見を聞いてみる）をとってみるのもよいでしょう。

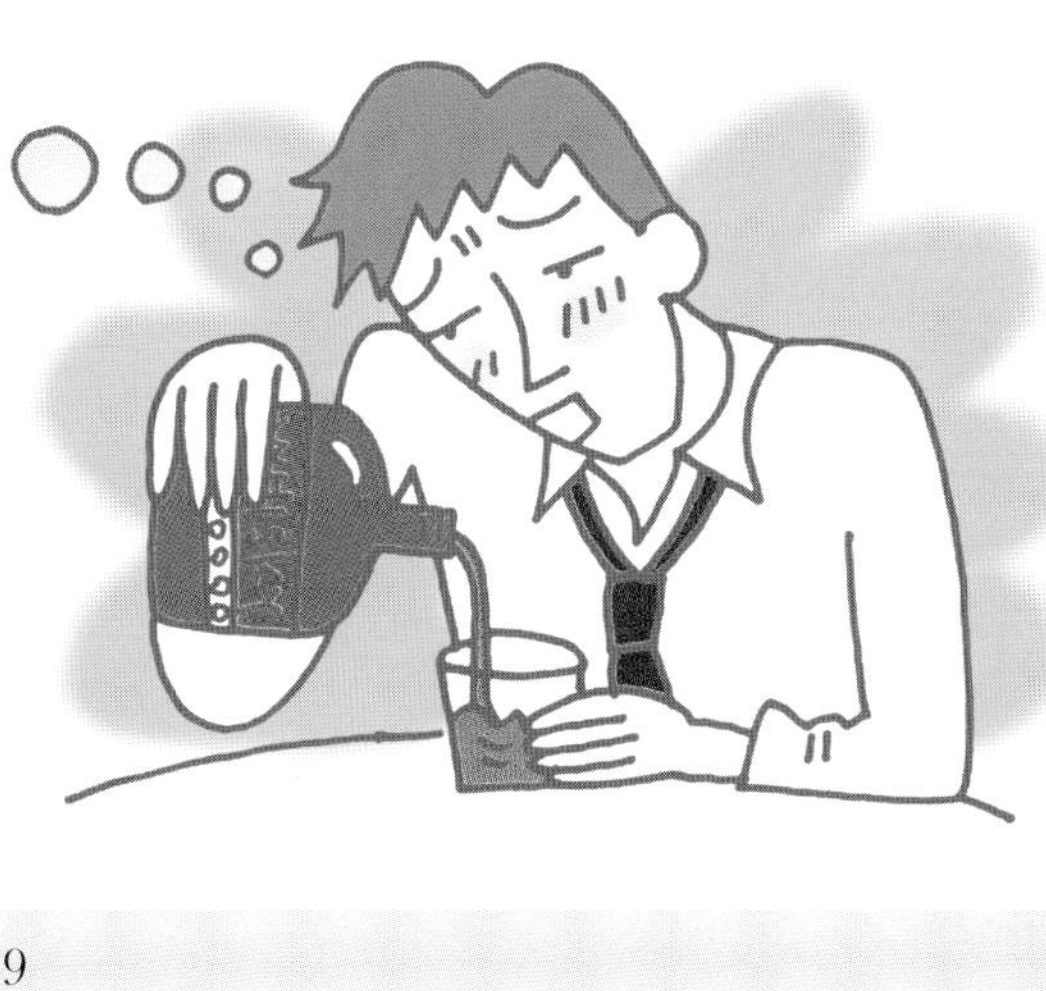

うつ病と症状が似ている病気

Point
- ▼うつ病と症状が似ている病気は多い。診断にあたっては慎重な見きわめが必要
- ▼特に心の病気は症状が重なる部分が多いので、鑑別がむずかしい
- ▼うつ病は不安障害などと合併することが多い

「うつ状態」はほかの病気でも見られる

心の病気の中には、不安障害など、症状がうつ病とよく似た病気が少なくありません。このため、医師は診断にあたっては、うつ病なのかほかの病気なのか、慎重に見きわめる必要があります。特に、うつ病の症状の特徴である「うつ状態」（抑うつ症状）は、ほかの病気でもよく見られるので、注意が必要です。

次に、うつ病と似た症状があらわれる病気の代表的なものをあげてみます。

●不安障害

不安障害とは、ストレスやショックなど精神的・心理的要因で激しい不安に襲われ、日常生活に支障をきたしてしまう病気です。かつては、ノイローゼとか神経症などと呼ばれていました。

不安障害は、不安を主症状とする精神疾患全般をさし、恐怖感、緊張感、イライラ感などのほか、動悸、発汗、頭痛、下痢などの身体症状があらわれることがあります。

神経質で、こだわりを持ちやすいまじめな人がなりやすいといわれており、これらの性格傾向は、うつ病にも見られます。そのため、**不安障害にかかりやすい人は、うつ病にもかかりやすい**といわれています。

不安障害には、パニック障害、社交不安障害、全般性不安障害、特定の恐怖症、強迫性障害、ＰＴＳＤ（心的外傷《しんてきがいしょう》後《ご》ストレス障害）などがあり、それぞれが合併することも少なくありません。

●心身症

心身《しんしん》症というのは、心の障害が身体的な症状や病変としてあらわれる

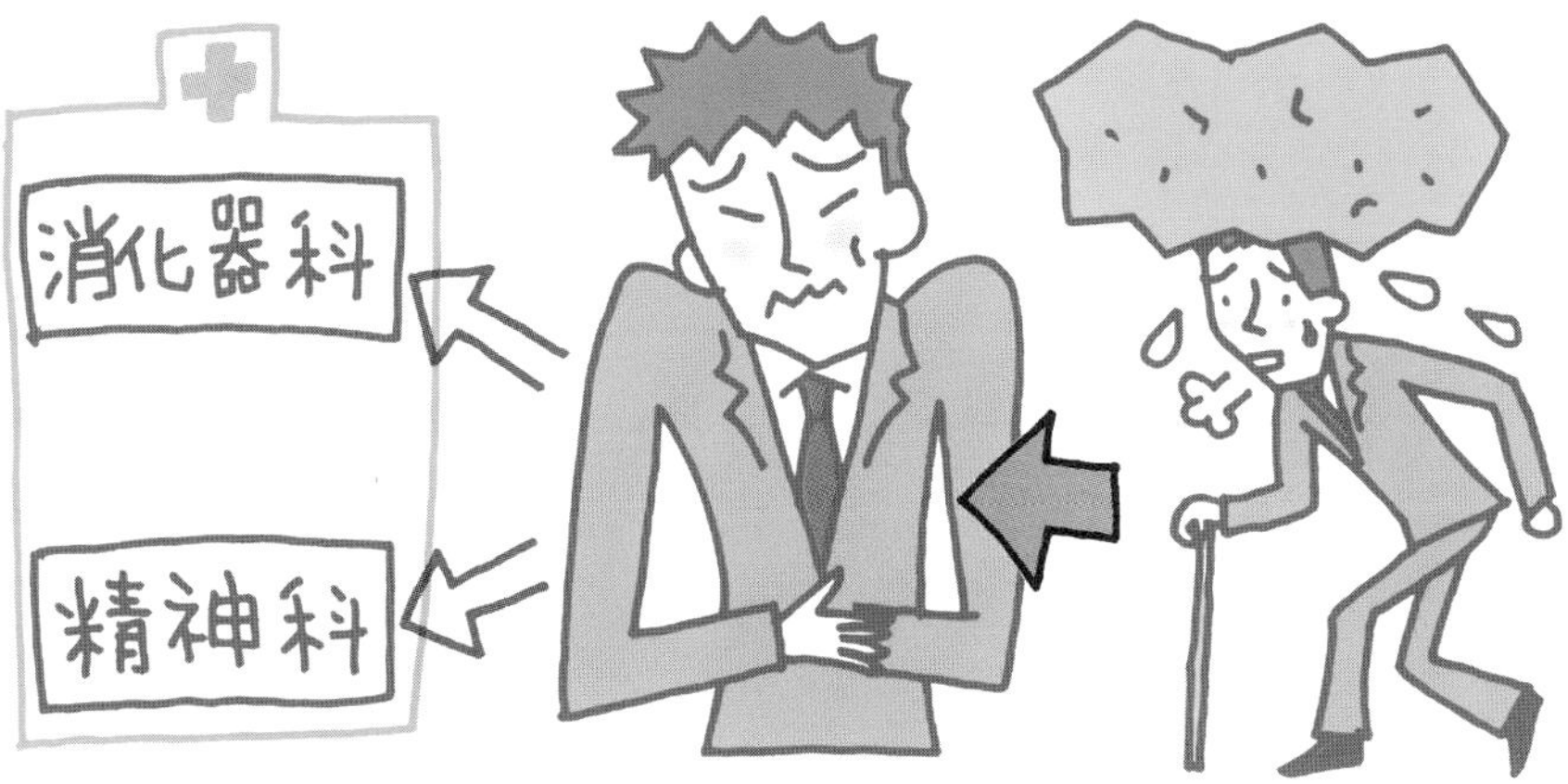

病気のことです。

胃・十二指腸潰瘍《かいよう》、片頭痛《へんずつう》、気管支ぜんそく、じんましんなど、あらわれる病気は多種多様ですが、その原因が心理的なもの（ストレスなど）であれば、すべて心身症ということになります。

身体症状を示す「仮面うつ病」とまちがえられやすいのですが、心身症は心の病気ではなく、**あくまでも体の病気**であるという点が大きく異なります。ですから、心身症では検査をすれば体に異常が見つかりますが、うつ病の場合は見つけることができません。

心身症の身体症状は非常に多彩なので、患者さんもはじめは心身症とは気づかず、内科や外科、産婦人科、眼科、耳鼻科、皮膚科などの専門科にかかることが多いようです。

しかし、心身症の治療にあたっては、体の病気に対する治療と同時に、精神面での治療が不可欠です。

●統合失調症

統合失調症は、脳の「統合機能」が一時的にうまく働かなくなってしまう病気です。かつては精神分裂病と呼ばれていました。

根本的な原因はまだ解明されていませんが、いくつものリスク因子が複雑にからみあって発症すると考えられています。

症状としては、「妄想」や「幻覚・幻聴」などの急性期の陽性症状と、「感情の平板《へいばん》化」や「意欲の減退」、「集中力・持続力の低下」といった慢性期の陰性症状の2つがあります。

統合失調症では、そのはじまりの時期や慢性期にうつ状態となります。特に、初期の段階でうつ病との違いを見きわめるのは非常にむずかしいといわれています。

●認知症

高齢者のうつ病の症状には、「ぼ

んやりしていて、何を尋ねても適切な答えが返ってこない」「もの忘れがひどい」など、一見して認知症と区別がつかないものがあります（うつ病性仮性認知症。38ページ参照）。

アルツハイマー型認知症では、知覚、思考、記憶などをつかさどる大脳皮質全般の神経細胞が破壊されます。そのため、最初はもの忘れからはじまり、しだいにうつ状態や不安などの精神症状、妄想や徘徊《はいかい》などの問題行動もあらわれてきます。

脳梗塞などが原因で引き起こされる脳血管性認知症の場合、その初期や経過中にうつ状態が見られるケースは、アルツハイマー型認知症より頻度が高く、その抑うつ症状はかなりうつ病に近いといわれます。

●慢性疲労症候群

慢性疲労症候群は、原因不明の強い疲労感が長期にわたって継続する病態です。身体面でも精神面でも、激しく疲労して、日常生活に支障をきたします。

強い疲労感のほかには、微熱、のどの痛み、リンパ節のはれ、原因不明の筋力低下、関節痛といった症状があらわれます。精神面では、もの忘れ、思考力・集中力の低下、うつ状態、睡眠障害などの症状があらわれます。

こうした症状は、うつ病の症状と非常によく似ており、その鑑別は簡単ではありません。ただ、慢性疲労症候群の場合は、**「意欲や気力の低下よりも疲労感や倦怠感のほうが強い」「日内変動はあまりない」「自責感、イライラ感、悲哀感は少ない」**といった特徴があります。

●境界性パーソナリティ障害

生まれつきの性格や、生後の環境や経験に深刻な問題があり、そのため対人関係や社会生活にうまく適応できない状態が長くつづくような病態を「パーソナリティ障害」といいます。

パーソナリティ障害にはさまざまなタイプがありますが、不安が関係すると思われるものには、「依存性パーソナリティ障害」「回避性パーソナリティ障害」「境界性パーソナリティ障害」「強迫性パーソナリティ障害」などがあります。

境界性パーソナリティ障害は、感情が安定している状態と、不安定な状態とが交互にあらわれる病気で、急に他人に対して攻撃的になったり、自傷《じしょう》行為をくり返したりします。思春期から青年期に発症することがほとんどで、女性に多いという傾向があります。

最初に強いゆううつ感を訴えることが多いので、うつ病と診断されることも多い病気です。

治療は、抗うつ薬があまり効かないため、精神療法が中心となります。

■ うつ病と症状が似ている病気

病名	似ている点	異なる点
不安障害	●抑うつ症状がある ●元気がなくなる ●不安感からイライラしたり、緊張したり、吐き気がする ●不眠になる	●原因がはっきりしていることが多い（うつ病では原因がはっきりしないことが多い） ●入眠障害が多い（うつ病では早朝覚醒や中途覚醒が多い） ●夕方から夜にかけてがつらい（うつ病は朝が特につらく、夕方以降は少しよくなる） ●下痢が多い（うつ病では便秘が多い） ●興味のあることならやる気になる（うつ病では全般的にやる気がない） ●被害者意識があり、他人を責める傾向がある（うつ病では自分を責める） ●自殺を口にすることはあっても、実行することは少ない（うつ病では実際に実行してしまうことがある）
心身症	●ストレスなどが原因でさまざまな身体症状があらわれる	●実際に体の病気がある（うつ病では体の異常は見られない）
統合失調症	●抑うつ症状がある ●睡眠障害がある	●急性期に幻覚・幻聴がある（うつ病では幻覚・幻聴はまれ） ●自責感や悲観的思考はあまりない ●パニック状態になりやすい（うつ病にはパニック症状はあまりない）
認知症	●抑うつ症状がある ●意欲低下が見られる	●活動性はあまり落ちない（うつ病では活動性がなくなる） ●気分の落ち込みは少ない ●脳画像所見で異常が認められる
慢性疲労症候群	●強い疲労感・倦怠感がある ●思考力・集中力の低下が見られる ●抑うつ症状がある ●睡眠障害がある	●意欲や気力の低下よりも疲労感や倦怠感のほうが強い ●日内変動はあまりない ●自責感、イライラ感、悲哀感は少ない
境界性パーソナリティ障害	●抑うつ症状がある ●強い不安感がある ●自殺を企てることがある	●抗うつ薬があまり効かない

うつ病と双極性障害（躁うつ病）

Point

- ▼双極性障害は躁状態とうつ状態がくり返しあらわれる病気
- ▼特にうつ病と双極Ⅱ型障害の鑑別がむずかしい
- ▼双極性障害はうつ病と治療法が異なる。再発もしやすい

躁状態とうつ状態がくり返しあらわれる

双極性障害（躁《そう》うつ病）は、うつ病と同じ「気分障害」（１０４ページ参照）の一つで、躁状態（気分が病的に高ぶった状態）とうつ状態がくり返しあらわれる病気です。

双極性障害にはさまざまなタイプがありますが、中心となるのはⅠ型とⅡ型です。**双極Ⅰ型障害は激しい躁状態が特徴**で、仕事や日常生活に支障をきたすほどです。一方、**双極Ⅱ型障害は軽《けい》躁《そう》状態とうつ状態をくり返すもので**、躁状態が軽いぶん、診断がむずかしくなります。

アメリカ精神医学会発行の「ＤＳＭ－Ｖ（精神疾患の分類と診断の手引・第5版）」では、Ⅰ型とⅡ型の違いを次のように説明しています。

●躁症状が少なくとも7日間つづく場合はⅠ型、４日間つづく場合はⅡ型とする。

●Ⅱ型の軽い躁状態では、社会生活の機能はあまりそこなわれないですむ。しかし、Ⅰ型の躁症状は、社会生活の機能を必ず障害し、問題になっていく。入院を必要としたらⅠ型を考える。

診断をあやまると病気を悪化させることも

双極性障害の抑うつ症状は、うつ病の場合とほとんど同じです。そのため、患者さんがうつ状態で医師を受診したときには（その場合が多い。躁状態のときは調子がよいので受診しない）、医師は慎重に見きわめなければなりません。

特に、**うつ病との鑑別がむずかしいのは、軽《けい》躁《そう》状態とうつ状態をくり返す双極Ⅱ型障害**の場合です。

■ うつ病と双極性障害(躁うつ病)の違い

	うつ病	双極性障害(躁うつ病)
症状	●躁症状はない	●躁状態とうつ状態がくり返しあらわれる ●うつの症状が、うつ病より急激に発症する ●躁状態のときは妄想や幻覚をともなうことがある
なりやすい年代 男女比	●もっとも発症しやすいのは40歳前後 ●男女比は1:2で、女性のほうが男性より2倍なりやすい	●もっとも発症しやすいのは20歳前後 ●男女比は1:1で、ほとんど差はない
治療薬	●抗うつ薬が中心で、ほかに気分安定薬や抗不安薬など	●気分安定薬や非定型抗精神病薬が中心
再発	●通常は、1~2年ほど治療を受ければ回復することが多い	●非常に再発しやすい(再発率は90%以上) ●いったん症状がおさまっても、かなりの確率で再発する

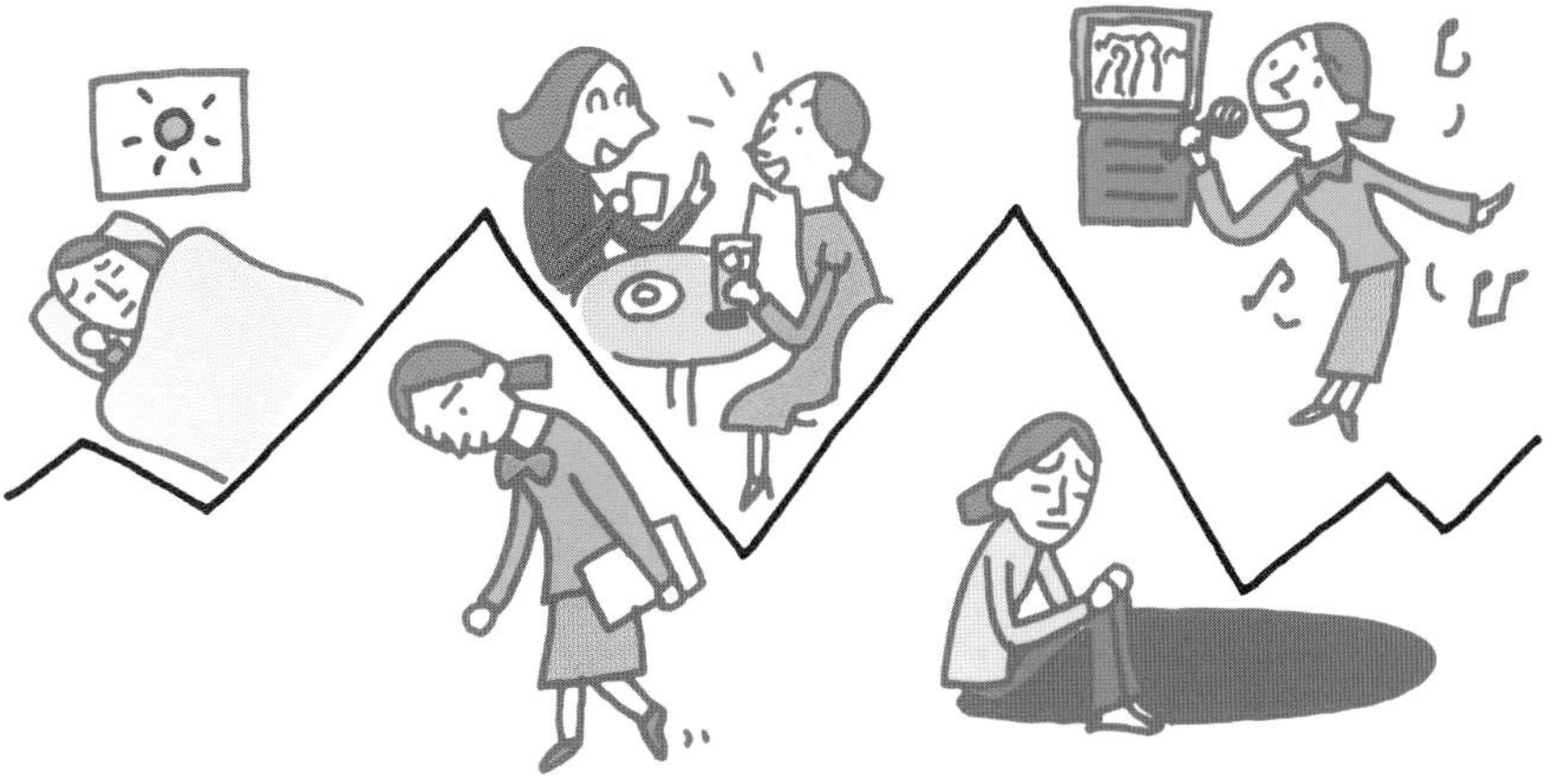

Ⅱ型で見られる軽い躁状態は、本人にとっては気分も調子もよく、特に周囲と目立ったトラブルになることもないので、家族や友人・知人など周囲からは、単に「性格的なもの」とか「気分屋」などと見られ、病気の症状だとは思われません。つまり、うつ状態だけが目立ち、軽躁状態が見逃されてしまうので、まわりからはうつ病としか見えないわけです。

うつ病と双極性障害を鑑別する大切なポイントは、**過去に躁、あるいは軽躁状態になったことがあるかどうか**です。特に、Ⅱ型の場合は躁状態が軽いので、見分けるのが容易ではありません。また、Ⅱ型はうつ状態からはじまることが多いので、双極性障害と気づかないままうつ病の治療をしてしまう場合もあります。

うつ病としての治療をつづけていて、だいぶ改善してきたと思われるころに急に躁状態があらわれ、それではじめてうつ病ではなく双極性障害だったということがわかるケースも少なくありません。

うつ病と診断されていた患者さんの10人に1人か2人は、最終的に診断が双極性障害に変わるといわれています。

医師は、患者さんの過去の病歴や、家族歴などを問診で確認しながら、総合的に判断します（ふつう、問診は複数回行う）。もし抗うつ薬を処方しても症状が改善しなければ、双極性障害の可能性を考えます。

双極性障害とうつ病は使う薬が異なる

うつ病の薬物療法では抗うつ薬を使いますが、双極性障害では**気分安定薬や非定型抗精神病薬が中心**となります。

双極性障害のうつ状態に抗うつ薬は用いません。これは処方してもあまり効果がないことと、逆にリスクとして、「**躁転**《そうてん》」という高度の躁状態の出現や、躁うつ混合状態（双極性障害でもっとも重症と考えられている症状で、自殺の危険が高い）の出現、躁やうつの短期間での切りかわりとくり返し（年4回以上のものは**ラピッドサイクラー**〈急速交代型〉といわれる）などの状態を引き起こし、安定した治療効果が得られないからです。

双極性障害は再発しやすい。自殺にも注意が必要

双極性障害は、治療をしないで放置すると、多くの場合再発してしまいます（再発率は90％以上）。したがって、双極性障害の治療は、症状の改善と同時に再発の予防に重点が置かれます。再発を防ぐためにも、早期に適切な治療を受けることが大切です。

また、**躁状態とうつ状態が同時に起こる「混合状態」のときは、自殺の危険が高くなる**ので、まわりの人は注意が必要です。なぜなら、混合状態のときには、極度の興奮とひどい落ち込み、絶望といった激しい感情におそわれるからです。さらに、**躁からうつに転じたタイミングも非常に危険**です。躁のときの自分の行動を思い返し、激しい自己嫌悪におちいるからです。

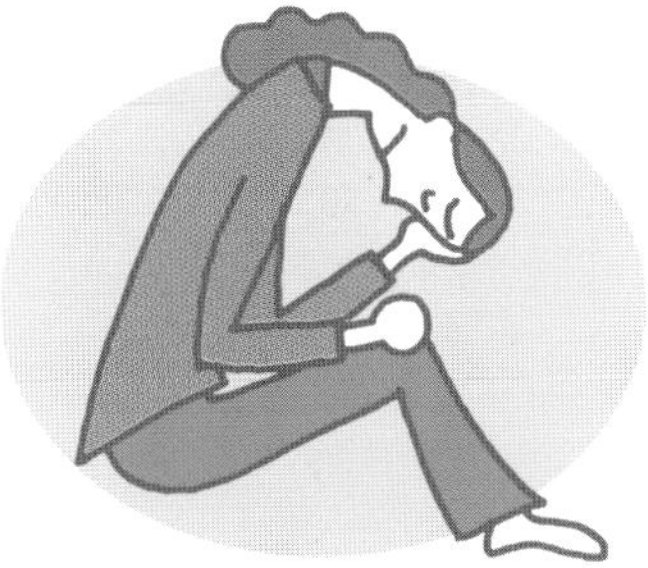

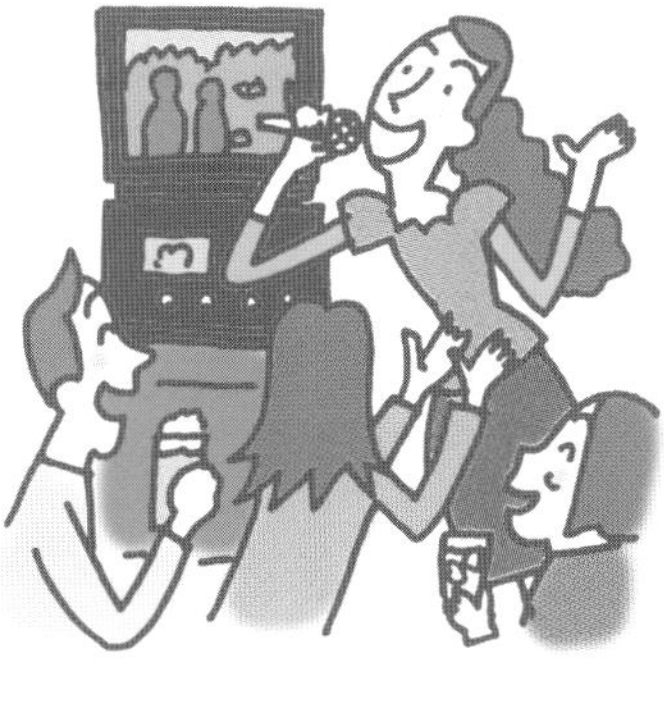

もし患者さんに次のような自殺のサインが見られたら、一刻も早く医師に相談して自殺を予防しなければなりません。

- ●「死にたい」「消えてしまいたい」「遠くへ行ってしまいたい」などと口にする
- ●自殺の手段を用意する。遺書を書く
- ●家族や周囲の人に別れやお礼の言葉をいい、大切なものを渡す
- ●身の回りのものを整理する
- ●向こう見ずな行動をとる
- ●無茶な飲酒をする

MEMO

双極性障害

双極性障害の「双極」というのは、「2つの極がある」という意味で、いちじるしく気分が高揚する「躁《そう》」状態と、意欲が低下し憂うつになる「うつ」状態という正反対の状態をくり返す精神疾患です。かつては「躁うつ病」と呼ばれていました。

双極性障害はうつ病と混同されやすいのですが、うつ病は「うつ」状態だけがあらわれるのに対し、双極性障害は「躁」状態と「うつ」状態をくり返すもので、両者は異なる病気です。なお、いわゆるうつ病は、双極性障害と区別する場合は「単極性うつ病」と呼びます。

双極性障害とうつ病の「うつエピソード」はほぼ同じで、一方、過去の「躁病（軽躁）エピソード」は本人の自覚がないケースが多いために、鑑別が容易ではありません。

うつ状態を起こしやすい体の病気

Point

- ▼体の病気がうつ病（うつ状態）を引き起こすことがある
- ▼体の病気とうつ病が合併すると、両方の病気が治りにくくなる
- ▼体の病気とうつ病が合併した場合は、それぞれの治療が必要となる

うつ病を合併していると体の病気も治りにくい

心身《しんしん》症は、心の病気が原因で身体的な症状を引き起こす病気ですが（60ページ参照）、逆に、体の病気が原因でうつ病やうつ状態になる場合があります（身体因性うつ病）。

体の病気でうつ病（うつ状態）になる原因としては、脳の障害やホルモンの関係など身体的な病気そのものに加えて、「病気」に対する精神的ショックや不安、心配なども大きくかかわっていると考えられます。

調査によれば、慢性疾患の患者さんの25～33％がうつ病を合併しているといわれます。

体の病気とうつ病が合併すると、相乗効果で両方の病気の治りが悪くなるので、注意が必要です。合併している場合は、それぞれの病気の治療が必要です。

①脳器質性疾患

うつ状態がよく見られる病気として、まずあげられるのが、脳血管障害やてんかん、パーキンソン病などの脳器質性疾患です。ゆううつ感、睡眠障害、気力の低下、思考力の低下、集中力の低下など、ほとんどうつ病と同じような症状があらわれます。

②内分泌代謝疾患

内分泌代謝疾患は、ホルモン作用の異常によって起こる病気ですが、抑うつ症状がよく見られるのは、糖尿病、慢性膵炎《すいえん》、甲状腺疾患などです。糖尿病の場合は、双極性障害（躁うつ病）を併発しやすいといわれます。また、副腎皮質ホルモンが過剰になるクッシング症候群、逆に不足するアジソン病などでもうつ病になるケースが見られます。

③その他

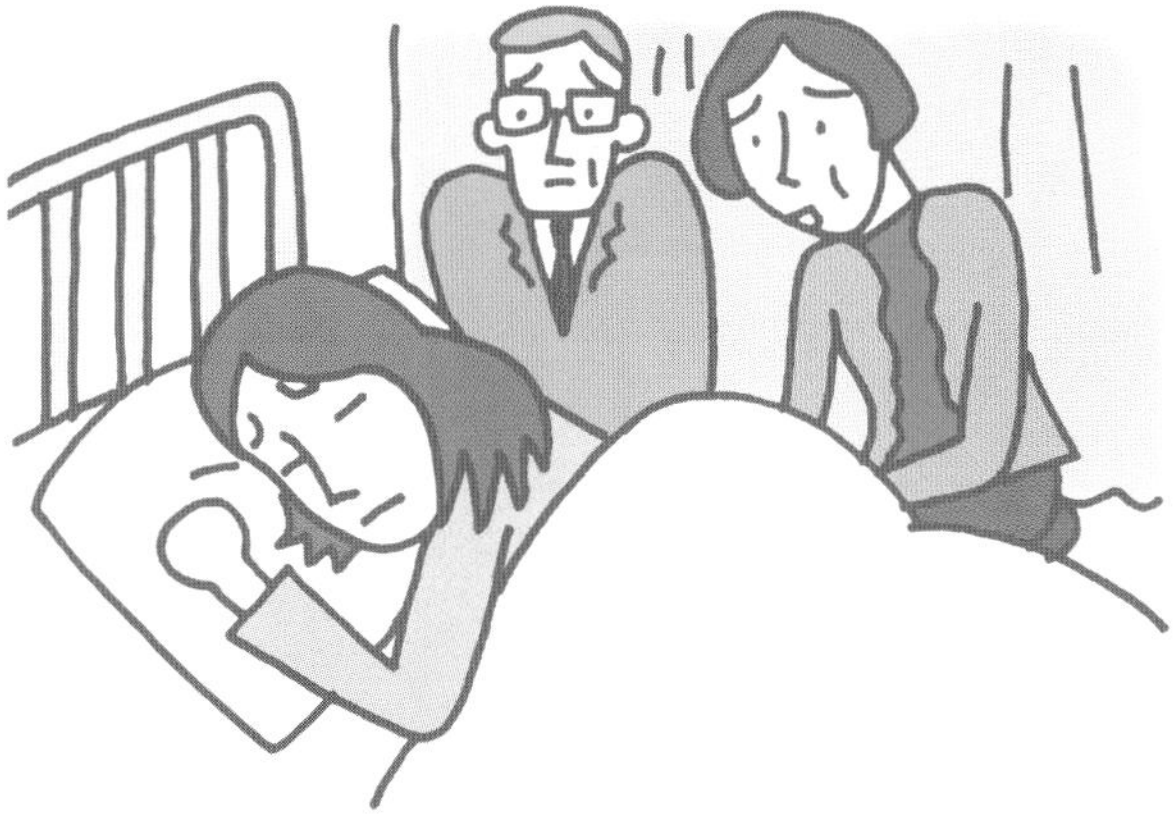

がん、心筋梗塞、胃・十二指腸潰瘍、気管支ぜんそくなどでも抑うつ症状が見られます。また、膠原《こうげん》病の一つ、全身性エリテマトーデス（SLE）や関節リウマチでも抑うつ症状が出やすいとされます。

■ うつ病（うつ状態）を引き起こしやすい体の病気

脳器質性疾患	●脳血管障害（脳梗塞、脳出血、くも膜下出血） ●パーキンソン病 ●てんかん ●認知症 ●多発性硬化症 ●頭部外傷　など
内分泌代謝疾患	●糖尿病 ●慢性膵炎 ●甲状腺疾患（甲状腺機能低下症、副甲状腺機能亢進症） ●クッシング症候群 ●アジソン病　など
その他	●がん ●心筋梗塞 ●胃・十二指腸潰瘍 ●気管支ぜんそく ●膠原病（全身性エリテマトーデス、関節リウマチ） ●ウイルス感染症（HIV、肝炎、インフルエンザ、肺炎） ●過敏性腸症候群 ●血液透析 ●手術後 ●慢性疼痛《とうつう》　など

薬剤が引き起こすうつ病

Point

- ▼薬剤によって引き起こされたうつ病は気づきにくい
- ▼抑うつ症状が出やすい薬を飲んでいる場合は特に注意が必要
- ▼気分の落ち込みや不眠などの症状があらわれたら、すぐに医師に連絡する

気づきにくい薬剤起因性うつ病

すべての薬剤には、治療効果と同時に、副作用もあります。副作用の中でも、胃腸障害や肝障害などは医師も気づきやすいのですが、抑うつ症状やせん妄、行動異常などの精神症状については、つい注意を怠りがちです。

中でも抑うつ症状は影響が大きく、患者さんに非常な苦痛をあたえるので、十分な配慮が必要です。

薬剤によって引き起こされるうつ病を、「薬剤起因《きいん》性うつ病」、あるいは「薬剤惹起《じゃっき》性うつ病」と呼びます。

うつ病を引き起こしやすい薬剤としては、降圧薬、ステロイド（副腎皮質ホルモン）、経口《けいこう》避妊薬、抗パーキンソン病薬、抗精神病薬、消化性潰瘍《かいよう》治療薬、抗結核薬、鎮痛《ちんつう》薬、抗酒《こうしゅ》薬、抗がん剤、免疫調整薬、抗ウイルス薬などが知られています。

特に抑うつ症状が出やすい薬を次にあげてみます。

●降圧薬

降圧薬のレセルピン（商品名：アポプロン）を長期間服用すると、抑うつ症状が起こることが知られていましたが、２０１９年に発売中止となりました。ただ、β遮断薬やカルシウム拮抗薬などでも抑うつ症状が見られることがあります。

●インターフェロン

C型肝炎の治療薬であるインターフェロン（抗ウイルス薬）も、抑うつ症状が出やすい薬です。ほかに、せん妄、不眠、不安感といった副作用もあります。１日の投与量が多い場合や、高齢者などの場合には、副作用が強く出る傾向があります。

■うつ病（うつ状態）を引き起こしやすい薬剤

●降圧薬（β遮断薬、カルシウム拮抗薬など）
●ステロイド
●経口避妊薬
●抗パーキンソン病薬（L-ドパなど）
●抗精神病薬（ペルフェナジン、ハロペリドールなど）
●消化性潰瘍治療薬（シメチジン、ラニチジンなど）
●抗結核薬（サイクロセリン、イソニアジド、エチオナミドなど）
●鎮痛薬（ペンタゾシン、インドメタシンなど）
●抗酒薬（ジスルフィラムなど）
●抗がん剤（ビンクリスチン、ビンブラスチンなど）
●抗ウイルス薬（インターフェロンなど）

●ステロイド（副腎皮質ホルモン）

ステロイドも抑うつ症状が出やすい薬です。ただ、その症状が、使われるもととなった病気（膠原《こうげん》病など）の影響なのか、ステロイドの影響なのかわからないケースもあります。抑うつ症状のほかに、せん妄、幻覚、妄想、多幸《たこう》気分、軽躁《けいそう》、不眠、不安、焦燥《しょうそう》なども見られます。ステロイドによる精神症状は、多くは約2～3週間でなくなりますが、しばしば再発することがあるので、注意が必要です。

●抗精神病薬

抗精神病薬は、統合失調症の治療などによく使われる薬ですが、やはり抑うつ症状が出やすいことが知られています。

早期発見のポイント

もし上の表にあげたような薬を服用していて、「気分の落ち込みがひどい」「眠れなくなった」「ものごとに興味がなくなった」「しじゅうイライラする」「いろいろなことがおっくうになった」「食欲がなくなった」といった症状があらわれたら、すみやかに医師に連絡して、対処してもらうことが大切です。

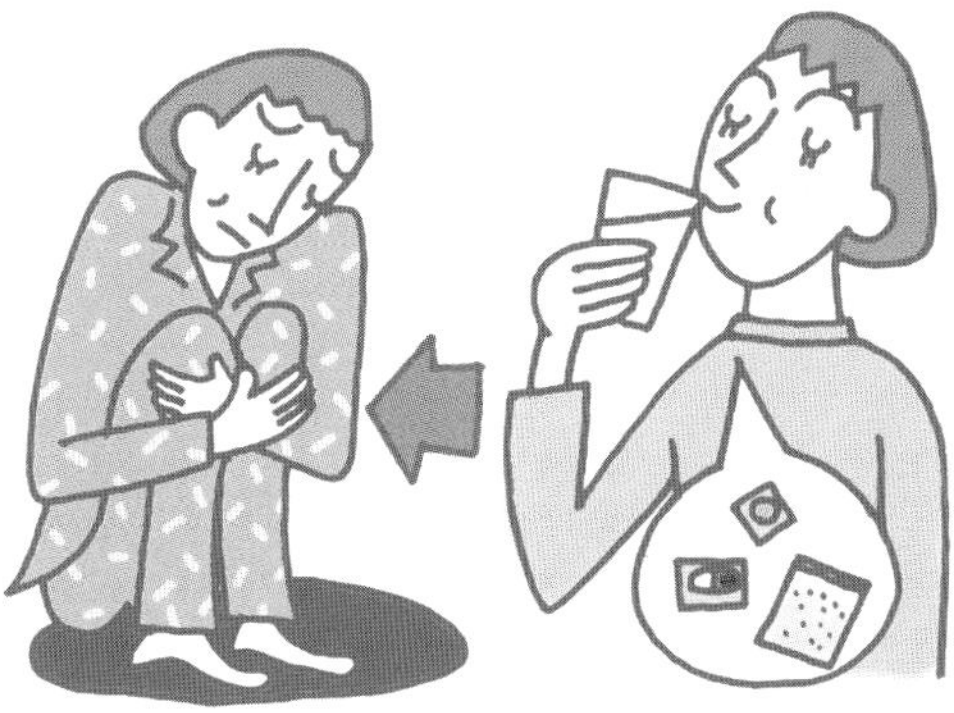

うつ病と合併しやすい病気

Point

▼もっともうつ病と合併しやすい病気はパニック障害などの「不安障害」
▼うつ病が不安障害と合併すると、うつ病が重症化、慢性化しやすい
▼若い女性に多い「摂食障害」は身体的なダメージも大きい

若い人に多い「不安障害」との合併

不安障害は、**高い確率でうつ病と合併する**ことが知られています。不安障害は、特に若いうつ病の患者さんに多く見られる傾向があります。

不安障害とは、頭を離れない病的に強い不安のために、日常生活に支障をきたしてしまう病気です。症状としては、強い不安をベースに、恐怖感、緊張感、イライラなどのほか、動悸、発汗、頭痛、下痢といった身体症状もあらわれます。

不安障害には、パニック障害、社交不安障害、全般性不安障害、広場恐怖症などの恐怖症、強迫《きょうはく》性障害、ＰＴＳＤ（心的外傷後ストレス障害）などがあります。

アメリカで行われた調査によれば、不安障害にうつ病が併発する割合は、全般性不安障害では約50％、パニック障害、社交不安障害では30％以上となっています。

うつ病に合併する不安障害は、おおむね不安障害がうつ病に先行して発症し、うつ病が不安障害に先行することはまれです。

また、**不安障害とうつ病が合併すると、うつ病そのものが重症化しやすく、慢性化しやすい**といわれます。

突然、発作におそわれる「パニック障害」

パニック障害は、突然、理由のない不安におそわれて、動悸や呼吸困難などの「パニック発作」のために日常生活に支障をきたす病気です。

発症率は、世界的には2〜4％、日本では3・4％で、先進諸国ほど患者が多いという特徴があります。

男女比は、日本では男性1・7％、

■パニック発作であらわれる症状

動悸・息切れ、発汗・口の渇《かわ》き、ふるえ

●心臓が破裂する、口から飛び出す、わしづかみにされる、と感じる
●冷や汗をかく
●口がカラカラに渇いて息苦しい
●手足や体がふるえ、ガクガクと動く

胸痛、過呼吸《かこきゅう》、腹部不快感、吐き気、便意・尿意

●胸（心臓）が痛い
●息が吸えない、窒息しそうになる
●胃をぎゅっとつかまれたような感じ、おなかの中がぐちゃぐちゃになる感じ
●吐き気、腹部の不快感
●排便や排尿がしたくなる

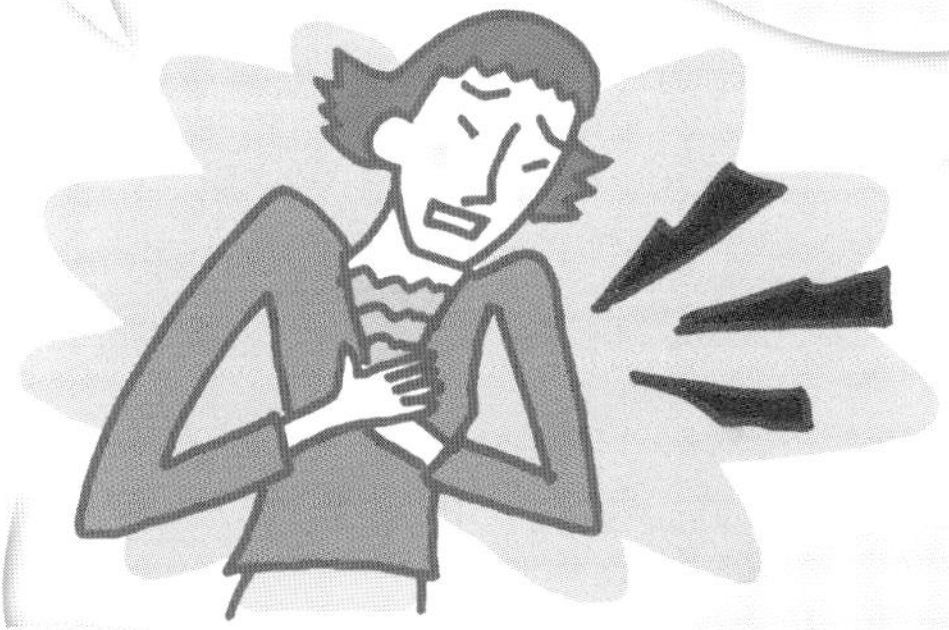

めまい、離人《りじん》感、発狂恐怖、現実感喪失

●頭がふらふらする、失神しそうになる
●気が変になりそうになる、死んでしまうのではないかと恐怖を感じる
●自分が自分でない感じ（離人感）、夢の中にいるようで現実感がない

熱感・冷感、しびれ、筋緊張、身体感覚の鈍麻《どんま》

●顔や体がカーッと熱くなる、逆に寒気がする
●手足のしびれ、うずき感
●筋肉が緊張し、体が動かなくなる
●腰が抜けた感じで、足に力が入らない
●体が重い布でおおわれたような感じ

※パニック障害では、発作症状は10分以内にピークとなり、ほとんどの場合、30分前後で自然におさまります。

女性5・1％で、女性に多く見られます。

パニック障害が慢性期に入ると、広場恐怖や回避《かいひ》行動のためにできないことがふえてくるので、生活を楽しんだり、ものごとに打ち込むエネルギーが消耗して、うつ病を併発しやすくなります。

なお、パニック障害に併発するうつ病は、いわゆるうつ病（定型うつ病）ではなく、非定型うつ病の特徴をそなえた**「パニック性不安うつ病」**です。

軽い躁《そう》状態をともなう「双極性障害（躁うつ病）」もしばしば併発します。

治療には、抗うつ薬であるＳＳＲＩ（選択的セロトニン再取り込み阻害薬）が有効です。同時に、ベンゾジアゼピン系の抗不安薬を併用することもあります。

対人関係に恐怖を覚える「社交不安障害」

社交不安障害（ＳＡＤ）は、あらゆる社交的な場所やイベントにおいて、過度の緊張や不安、苦痛を感じ、そのため日常生活に支障をきたしてしまう病気です。赤面《せきめん》や声のふるえなどの身体症状もあらわれます。かつては、「対人恐怖症」や「赤面恐怖症」などと呼ばれていました。

最近の研究では、全人口の10～15％に見られるとの報告もあります。10代半ばから20代前半に発症することが多い病気です。また、女性は男性の2倍発症しやすいといわれます。

社交不安障害は、うつ病やパニック障害、アルコール依存症など、ほかの精神疾患と合併する率が高いことがわかっています。社交不安障害がうつ病に進む割合は30％を超えるとの報告もあります。

治療には、抗うつ薬（ＳＳＲＩ）や、ベンゾジアゼピン系の抗不安薬、β《ベータ》遮断《しゃだん》薬などの薬物療法のほか、認知行動療法などの精神療法が用いられます。

強迫的な観念に支配される「強迫性障害」

強迫性障害（ＯＣＤ）は、理由のないこだわりとわかっている観念（強迫観念）に支配され、それを振り払うために異常な行動をくり返す病気です。

自分ではふつうでないとわかっていても、不快な観念が頭に浮かんできて、自分の意思で強迫的な行動（強迫行為）をやめることができません。

重症になると、心も体も症状に支配されて疲れ果て、抑うつ的、引きこもりがちになることが少なくありません。

全人口の2～3％に見られ、男女

比はほぼ同等です。多くは18歳未満で発症しますが、幅広い年齢で見られます。

治療は、抗うつ薬や抗精神病薬、抗不安薬などの薬物療法のほか、認知行動療法などを行います。中でも、不安な状況に段階的に慣れることで不安や恐怖を克服しようとする「**曝《ばく》露《ろ》療法（エクスポージャー）**」が有効です。

対象のない不安におびえる「全般性不安障害」

全般性不安障害（ＧＡＤ）は、特定の事柄や状況に限定されない強い不安に悩まされる病気です。

あらゆることに過度の不安や心配がつきまとい、それが慢性的につづくのが特徴です。不安はさまざまな精神症状（そわそわと落ち着かない感じ、集中力の低下など）と、身体症状（疲労感、不眠など）をともないます。

全人口の3～5％に見られ、女性のほうが男性より2倍発症しやすいとの報告があります。

神経質で繊細、もともと心配性の人がなりやすいといわれていますが、セロトニン（脳内の神経伝達物質）との関係、遺伝、ストレスなど、いろいろな要因がからみあって発症すると考えられています。

全般性不安障害は、うつ病のほか、パニック障害などほかの精神疾患とも合併率が高いといわれます。

治療は、抗うつ薬などによる薬物療法のほか、カウンセリングや認知行動療法などの精神療法を行います。

身体的なダメージも大きい「摂食障害」

摂《せつ》食《しょく》障害は、若い女性に多い病気で、不安による症状が食事のとり方にあらわれた病気です。

摂食障害は、ダイエットによる食事制限などをきっかけに、ほとんど食べずに極端な「やせ」に至る拒食症（神経性無食欲症）と、信じられない量の暴食をくり返す過食症（神経性大食症）に分けられます。ただし、両方のタイプが相互に移行するケースも多く、どちらのタイプか区別がつかない例も見られます。

摂食障害は、食欲中枢や脳内物質の異常や遺伝、本人の性格、さらには母子関係など、いろいろな要因が指摘されています。

摂食障害は、長引くと、抑うつ状態がひどくなり、不登校や引きこもりなど、ふつうの社会生活が営めなくなったり、身体的なダメージが大きくなるおそれのある病気です。

治療としては、過食症の暴食発作にはＳＳＲＩなどの抗うつ薬が有効です。ほかに認知行動療法や対人関係療法などの精神療法を行います。

自律神経失調症とうつ病

自律神経失調症は「病名」ではなく「状態」

ストレスなどの影響で、自律神経である交感神経と副交感神経のバランスがくずれ、それが原因でさまざまな症状があらわれるものを「自律神経失調症」といいます。

よく見られる症状は、めまい、動悸、だるさ、頭痛などですが、そのほかにもいろいろな身体症状が出てくるのが自律神経失調症の特徴です。

ただし、自律神経失調症というのは特定の「病名」ではありません。さまざまな不《ふ》定《てい》愁《しゅう》訴《そ》があるものの、病名がはっきりしないような場合に、いわば「状態」をあらわすものとして、便宜的に自律神経失調症と診断するわけです。

きちんと専門医にみてもらうことが大切

不眠や食欲不振、倦怠感など、うつ病で起こる体の症状の多くは自律神経系や内分泌系の症状であり、また、不安の身体症状は自律神経症状そのものですから、うつ病も、広い意味での自律神経失調症といえなくもありません。

ただし、自律神経失調症には明確な「診断基準」がなく、いわゆる不定愁訴の多い患者さんを自律神経失調症としてひとくくりにしてしまっているケースが少なくありません。

そのため、実際にはうつ病であっても自律神経失調症と診断されている場合が非常に多く、うつ病の治療が適切になされていないという問題があります。

ですから、仮に自律神経失調症と診断されたような場合には、もう一度きちんと精神科か心療内科の専門医にみてもらうことをおすすめします。

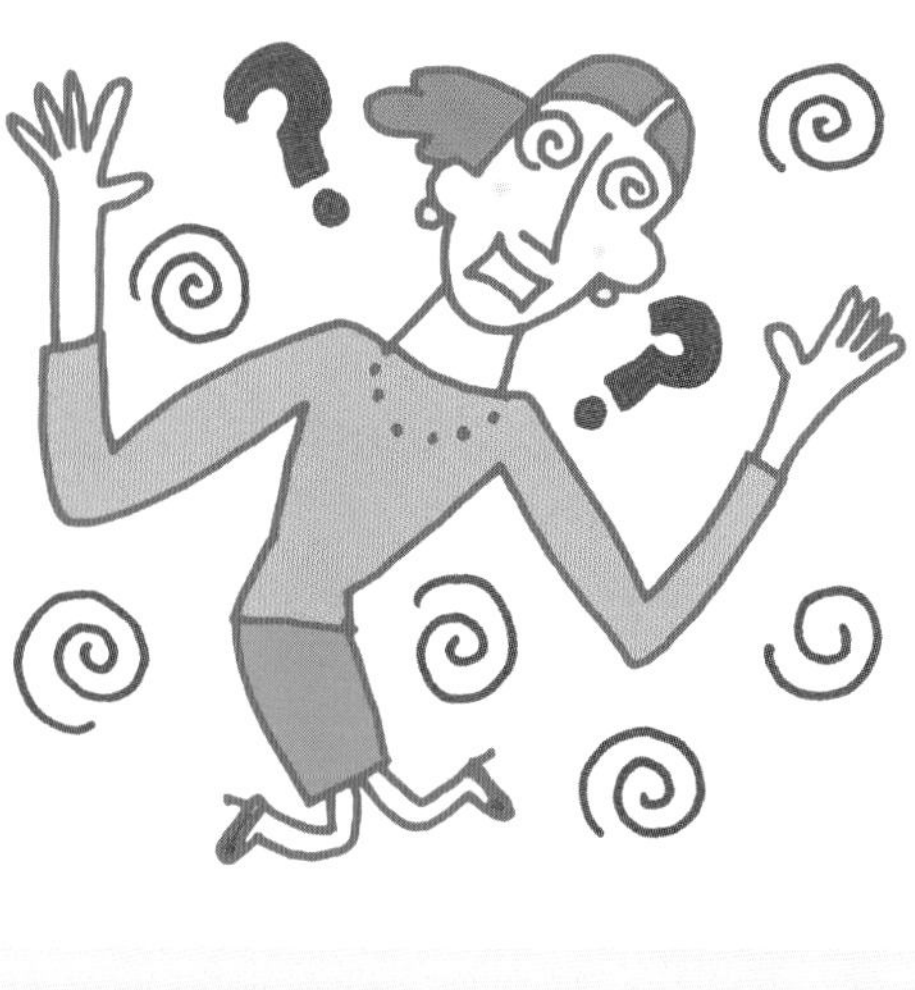

第3章

うつ病はどうして起こる?

うつ病になるきっかけ・誘因

Point
- ▼うつ病は、遺伝、性格などさまざまな要因が重なって発症する
- ▼過剰なストレスはうつ病の引き金になる
- ▼急激な環境の変化、親しい人との死別、病気・事故などもきっかけとなる

うつ病の原因は一つではない

うつ病の原因は、まだはっきりと解明されていませんが、いくつかわかってきていることがあります。

●遺伝的要因

うつ病の発症に遺伝がある程度関係していることはたしかですが、うつ病は「遺伝病」ではありません。うつ病は、その人自身の生活環境や考え方、ストレスなどが複雑にからみあって引き起こされます。仮にその人がうつ病を発症しやすい遺伝素因を持っているからといって、必ずうつ病を発症するというわけではありません。

●性格的要因

うつ病になりやすい性格としてよく例にあげられるのが、「執着《しゅうちゃく》気質」と「メランコリー親和《しんわ》型性格」です。両方とも、どちらかといえば好ましい性格なのですが、ときとしてマイナスに働いてしまう側面があり、それがうつ病と結びつくと見られています。

●ストレスとの関係

過剰なストレスは、うつ病の誘因の一つとなります。

●急激な環境の変化

過労、リストラ、配置転換、退職など、人生上の大きな節目や出来事、急激な変化がうつ病のきっかけになることがあります。

女性の場合は、結婚、出産、親の介護、夫婦関係の不和、離婚、子どもの教育問題などが、うつ病を引き起こす誘因となります。

●その他の要因

親しい人との死別、病気・事故、家庭の経済問題なども「きっかけ」となります。

■ うつ病はこのようにして発症する

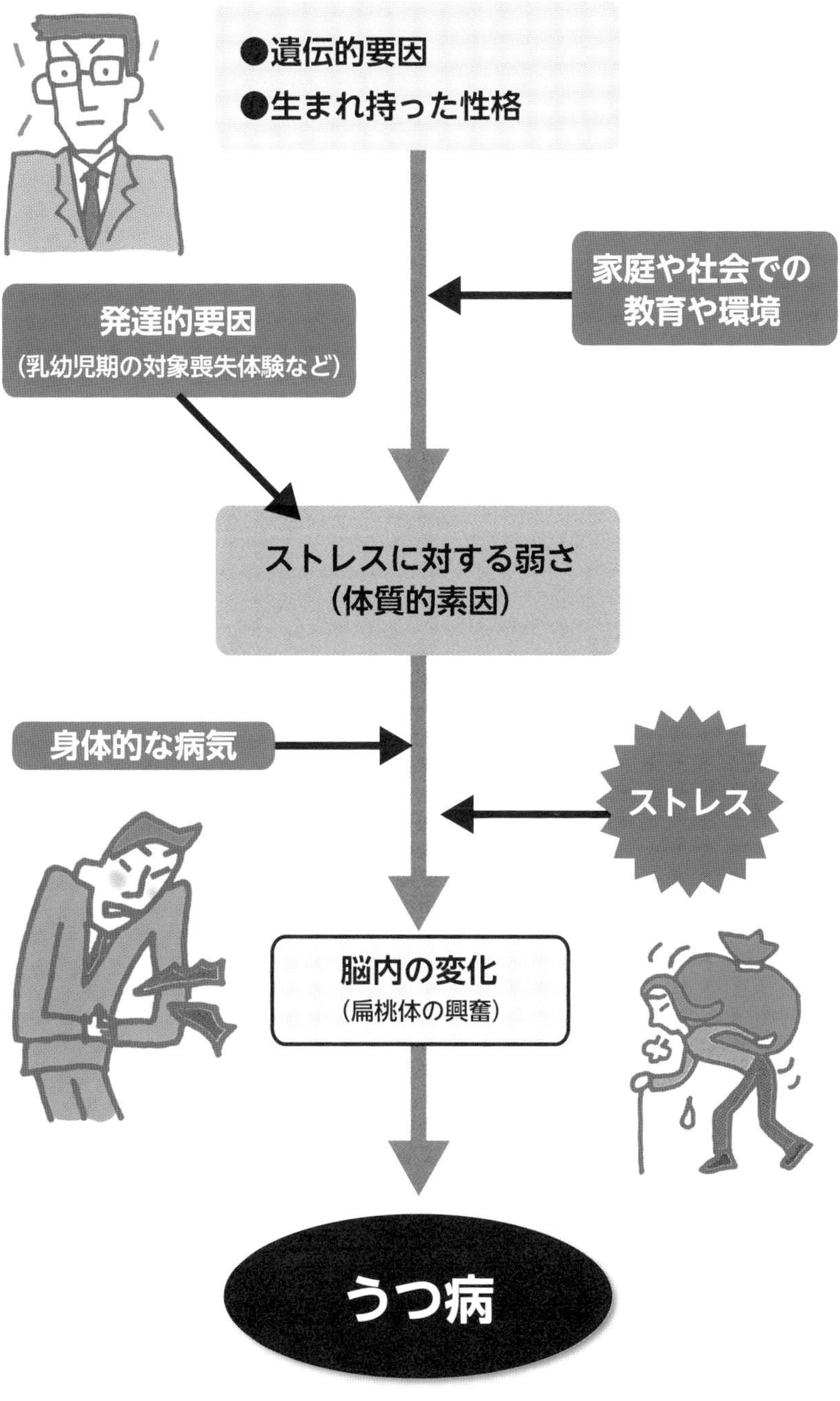

うつ病になりやすい性格

Point
- ▼性格のせいでうつ病になるわけではないが、なりやすい性格はある
- ▼まじめ、きちょうめん、責任感が強いといった性格の人はうつ病になりやすい
- ▼うつ病になりやすい性格は、「よい性格」でもある

まじめで、きちょうめん　責任感の強い人

うつ病になるかどうかは、性格の違いで決まるわけではありませんが、「なりやすい性格」というものはあるといわれています。

●執着《しゅうちゃく》気質

わが国の精神科医・下田光造《みつぞう》博士（１９７８年没）によって報告された性格で、こり性（完璧主義）で集中力があり、きちょうめんで、正義感や義務感、責任感が強いタイプです。

上司や同僚から頼まれればイヤといえず、自分を犠牲にしてまでやりとげようとします。周囲からは、ものごとを頼みやすい「いい人」と思われ、ときには便利に利用されてしまう場合もあります。仕事熱心でこり性のため、自分の容量を超えてまでがんばりすぎてしまうきらいがあり、結果的にオーバーワークでパンクすることがあります。

●メランコリー親和《しんわ》型性格

ドイツの精神科医・テレンバッハ（１９９４年没）がとなえた性格で、執着気質と重なる部分が多く見られます。

まじめ、勤勉、きちょうめん、熱中性、こり性、誠実、律儀《りちぎ》、世話好き、気配りをする、といった特徴があります。どちらかといえば、良心的な小心《しょうしん》者で、保守的であり、他人との関係を円満に保つように努力します。人と争うのが苦手で、人と争いごとが起きそうになると、自分から折れたり、がまんしたりします。

こうした執着気質やメランコリー親和型性格の人は、秩序を重んじ、規則・規律にきびしく、ものごとや人間関係が秩序通りにいっていないと強いストレスを感じます。

■ うつ病になりやすい性格

●まじめ
●きちょうめん
●正義感や責任感が強い
●仕事熱心
●集中力がある
●秩序を重んじる
●規則・規律を守る
●いつもまわりに気配りをする

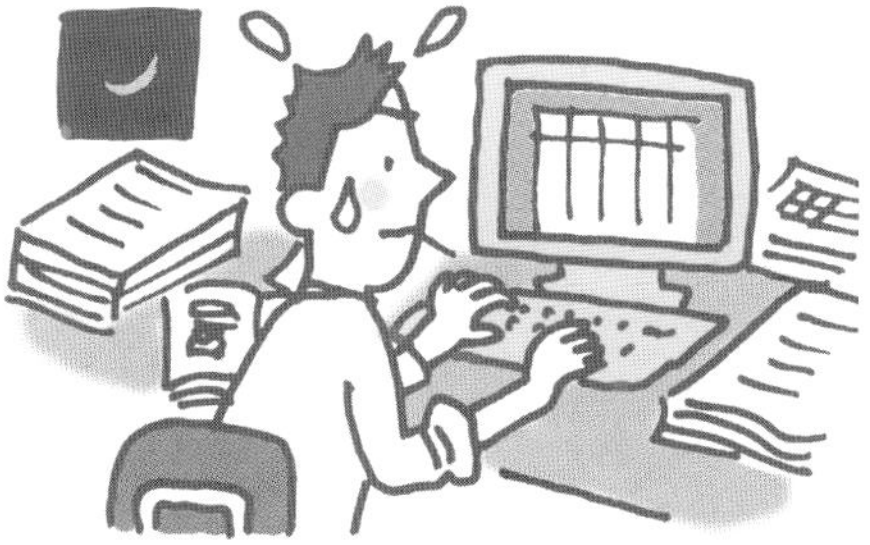

●循環《じゅんかん》気質

ドイツの精神科医・クレッチマー（1964年没）がとなえた性格で、双極性障害（躁うつ病）の患者さんによく見られる性格です。人づきあいがよく、親切で気がきく、明朗、ユーモアにあふれて元気、もの静かで落ち着きがあって、おだやか、しかしときに興奮しやすい、といった特徴があります。

●未熟性格

もともと依存的な性格で、ストレスに弱く、何でもすぐ人の責任にしたがる、社会適応のあまりよくない未熟な性格です。

「よい性格」だからこそうつ病になることもある

うつ病になりやすい性格といっても、以上のような性格を持つ人が必ずうつ病になるわけではありません。また、最近は、このような性格にあてはまらない患者さんもふえています。

まじめ、きちょうめん、責任感が強い、といった性格は、社会生活においてはむしろ「よい性格」であり、「めざすべき人物像」でもあります。まじめできちょうめんな性格だからこそ、ついがまんや無理をして、それが知らず知らずのうちにストレスをためてしまうとも考えられます。

性格はあくまでも一つの誘因にすぎません。また、性格は生まれつきのもので、簡単には変えることができません。あまり性格のことを気に病むと、それがまたストレスとなりますので、考えすぎないようにしましょう。

急激な環境の変化

Point

- ▼急激な環境の変化は強いストレスとなり、うつ状態を引き起こす
- ▼昇進、結婚、引っ越しなど喜ばしい出来事もストレスとなる
- ▼まじめできちょうめんな人ほど環境の変化についていけない

喜ばしい出来事もストレスとなる

うつ病の発症には、本人が置かれている環境が大きく影響します。特に、「急激な環境の変化」があった場合、それにうまく対応できないと、強いストレスを感じ、うつ状態になることがあります。

急激な環境の変化とは、たとえば、異動、転勤、転職、リストラ、左遷、退職、離婚、病気や事故などです。

ただし、ストレスとなるのは、必ずしもマイナスの出来事ばかりではありません。本人が望んでいたはずのことが起こった場合でも、それが心の負担となることがあるのです。入学や卒業、就職、結婚、妊娠・出産、昇進、栄転、新居への移転など、本来は喜ばしい出来事でも、本人にとっては責任が重くなることへの心理的負担、新しい環境や生活に対する不安などが強いストレスとなって、うつ病を引き起こすことがあります。

うつ病になりやすい人の性格として、まじめ、堅実、きちょうめん、勤勉、責任感が強い、といった点があげられますが、反面、現状維持にこだわる、変化を好まない、といった面もあります。そのため、環境が急に変わると、その変化についていけず、大きなストレスを感じてしまいます。たとえ昇進であっても、環境が変わるという意味では同じですので、うつ病のきっかけとなりうるのです。

また、昇進は周囲から期待されることでもありますので、その期待にこたえなければならないという気持ちになり、つい無理してがんばりすぎてしまうことも、本人には大きな負荷となります。

■ うつ病のきっかけとなる「環境の変化」

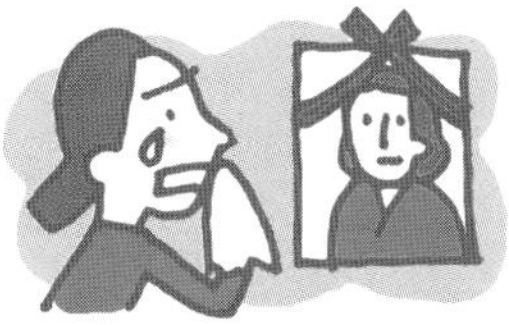

●明らかに望ましくない変化

リストラ、左遷、親しい人との死別など

●一般的には望ましい変化でも、本人には負担となる変化

就職、昇進、栄転、結婚・出産など

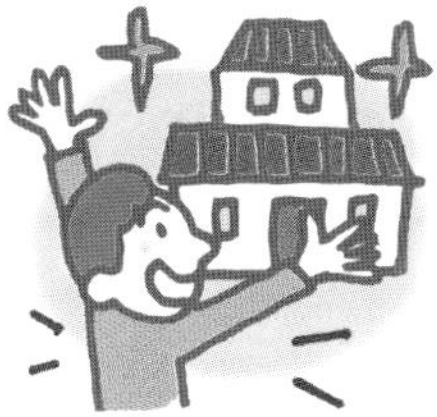

●変化そのものは望ましくても、心身ともに大きなエネルギーを要する変化

新居への引っ越しなど

■ うつ病の発症に関係する誘因

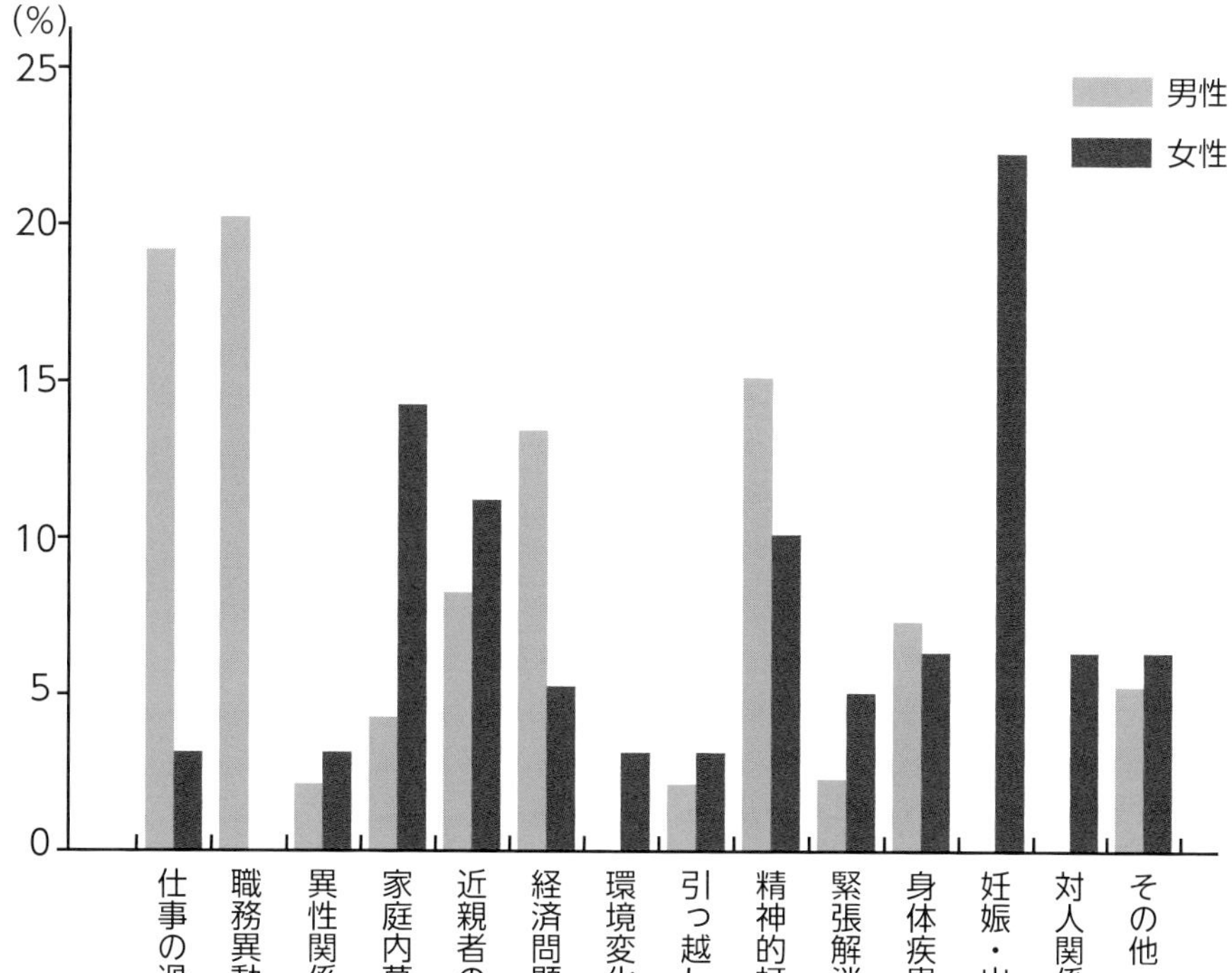

ストレスがあたえる影響

Point

▼適度なストレスは活力の源となるが、過度なストレスはうつ病の原因となる
▼特に長期間にわたってつづくストレスが心にダメージをあたえる
▼うつ病になる人はストレスを感じにくいので、ストレスをためてしまう

ストレス反応には3つの段階がある

適度なストレスは、人間が活動するときのエネルギー源となりますが、あまりに強すぎると、心に変調をもたらし、うつ病を引き起こす原因となります。特に、一時的な強いストレスよりも、長期間にわたってつづくストレスが、心に悪影響をあたえるといわれます。

それでは、ストレスを受けた場合、人はどのように反応するのでしょうか。

カナダの生理学者・セリエ（１９８２年没）は、人がストレスを受けたときの体の反応（ストレス反応）に関し、次のような３つの段階があることを指摘しています。

①警告反応期（パニック期）

外部からのショックに対し、警告を発し、ストレス状態から回復しようと、さまざまな緊急的反応が起こります。体温や血糖値、血圧などが一時的に下がり、筋肉の緊張、神経系の活動が抑制されます。しかし、その後、ストレスへの適応反応を開始し、体温、血糖値、血圧なども上昇、筋肉、神経系の活動も活発になります。

②抵抗期（ハッスル期）

この時期は、ストレスへの適応反応が完成する時期です。ストレスの状態がつづくと、神経系や内分泌、免疫系が働き、ストレスに打ち勝とうとするため、通常よりも抵抗力が高まります。心身が必死にストレスに対してバランスを保とうとしてい

■ストレスと心身の反応（セリエ）

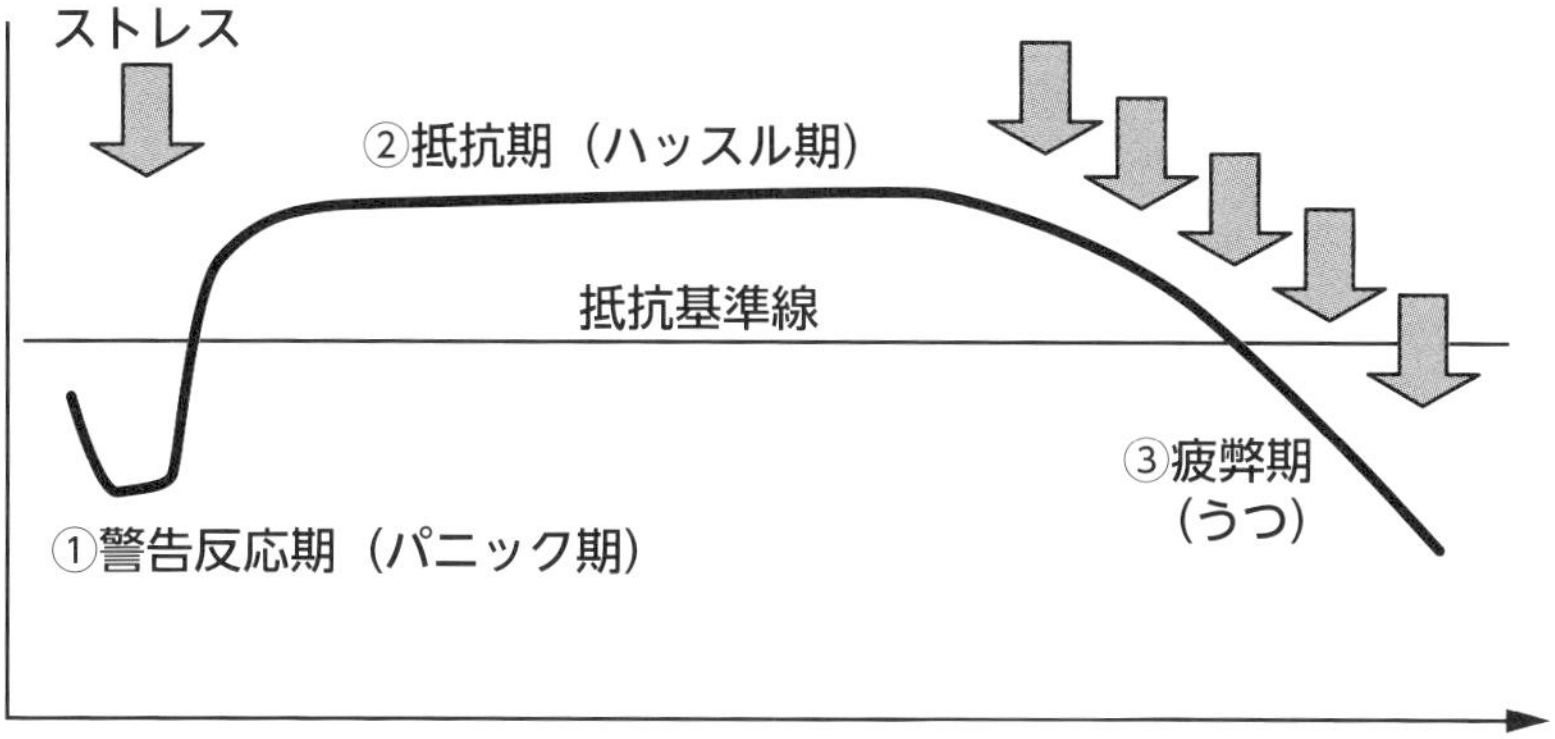

る時期といえます。

③疲《ひ》弊《へい》期（うつ）

さらにストレスが長引くと、ストレスに対抗しきれなくなり、段階的に抵抗力が落ちていく時期です。精神的にも身体的にも追いつめられて、さまざまな障害があらわれます。うつ病になったり、最悪の場合は死に至ります。

初期のストレス症状

セリエのいう「警告反応期」では、まだストレスの状態が軽く、本人はあまりストレスを受けているとは感じていないかもしれません。しかし、精神的には疲れていなくても、体のほうはひそかに、次のような「警告サイン」を出しています。

- ●疲れやすくなった
- ●何となく体調が悪い
- ●頭が重い
- ●食後に胃がもたれる
- ●目が疲れやすくなった
- ●肩がこりやすくなった
- ●イライラすることが多くなった
- ●小さなミスやケアレスミスが多くなった
- ●もの忘れが多くなった
- ●朝の目覚めがスッキリしない

初期のストレス症状の多くは、心身の負担（ストレス）が解消しきれなくなりはじめているあらわれです。信号でいえば、青から黄色になりかけている時期といえるでしょう。

慢性期のストレス症状

ほとんどの人は、それほどストレスがかかっているという自覚のないまま、いつのまにか心の疲れがとれ、体の症状も改善されますが、そのまま疲労が蓄積していくと、体調はしだいに悪くなっていきます。慢性期のストレス症状には、次のようなものがあります。

●なかなか疲れがとれない
●何かするとすぐに疲れる
●おなかが張ったり、下痢や便秘がよくある
●少しのことでイライラしたり腹が立ったりする
●人と会うのがおっくうになる
●仕事をする気が起きない
●歯ぐきがはれる
●口の中が荒れたり、ただれたりすることがよくある
●最近体重が減った
●深夜によく目が覚める
●好きなものでもあまり食べる気がしない

　慢性期にあらわれる症状は、ストレスによって心と体が大きな重圧を受け、心身の余裕がなくなっていることを示しています。信号でいえば、赤信号の状態です。

うつ病になる人はストレスを感じにくい

　ふだんから、自分がストレス過剰になったときに起こる変化を知っていると、それが目安となって、少しストレスがたまっていると感じたら、上手に対処することもできます。

　ところが、「まじめできちょうめん」なタイプや「内向的でおとなしい」タイプの人は、自分がストレスにさらされていることに気がつかない場合があります。また、非常に活動的で競争心の強い「タイプA行動型」といわれる人(90ページ参照)は、自分にストレスがかかっていることを認めたがらない傾向があります。

　その結果、ストレスがどんどん蓄積されて、やがてうつ病を発症することになるので、注意が必要です。

MEMO

ストレスとストレッサー

　ストレスとは、もともとは機械工学や物理の分野からきた言葉で、外からの刺激や圧力で物体がゆがんだ状態をいいます。この概念を医学に持ち込んで発展させたのは、カナダの生理学者、ハンス・セリエです。

　私たちの体も、外部からの強い刺激を受けると、何らかの変化が起こるという理論で、その刺激を「ストレッサー」と呼び、それによってもたらされる心身の変化を「ストレス」と呼んでいますが、一般的には両者を含めてストレスと呼ぶことが多いようです。

　ストレッサーとして考えられるものには、音や寒暖、細菌などの物理的なもの、空腹、痛み、熱などの身体的なもの、怒りや悲しみなど心理的なもの、人間関係、仕事、経済的なことなど社会的なものがあります。

■日常生活の相対的ストレス度

順位	出来事	相対的ストレス度	順位	出来事	相対的ストレス度
1	配偶者の死	100	22	仕事上の責任の変化	29
2	離婚	73	23	息子や娘が家を離れる	29
3	夫婦の別居	65	24	親戚とのトラブル	29
4	刑務所などへの拘留《こうりゅう》	63	25	個人的な輝かしい成功	28
5	親族の死	63	26	妻の就職や離職	26
6	個人のケガや病気	53	27	就学・卒業・退学	26
7	結婚	50	28	生活条件の変化	25
8	解雇・失業	47	29	個人的習慣の修正	24
9	夫婦の和解・調停	45	30	上司とのトラブル	23
10	退職	45	31	労働条件の変化	20
11	家族の健康上の大きな変化	44	32	転居	20
12	妊娠	40	33	学校を変わる	20
13	性生活上の問題	39	34	レクリエーションの変化	19
14	新たな家族構成員の増加	39	35	教会活動の変化	19
15	仕事の再調整	39	36	社会活動の変化	18
16	経済状態の大きな変化	38	37	１万ドル以下の借金	17
17	親友の死	37	38	睡眠習慣の変化	16
18	転職	36	39	家族団らんの回数の変化	15
19	配偶者との口論の回数の変化	35	40	食習慣の変化	15
20	１万ドル以上の借金	31	41	休暇	13
21	担保・貸付金の損失	30	42	ささいな違法行為	11

（ホームズとレイ、1967）

※アメリカの精神科医ホームズらは、日常生活の中で出会う出来事が、どの程度のストレスになるかを調べました。上の表は、配偶者の死を100とした場合の、日常生活上の出来事の相対的ストレス度を示したものです。この表からも明らかなように、配偶者の死はストレス度がもっとも高く、このほかに、離婚、別居、結婚、失職、仕事や家族の変化、転職などもストレス度の高い出来事としてあげられています。ただし、この表はアメリカにおける調査にもとづいたものなので、日本人にもあてはまるとは限りません。日本人の場合は結婚のストレス度はこれより低く、逆に借金のストレス度が高いといわれます。

ストレスを受けやすいタイプ

Point

- ▼ストレスの感じ方や受け取り方は人によって異なる
- ▼ストレス自体のよしあしよりも、そのストレスをどう受け止めるかが問題
- ▼タイプA行動型(A型性格)の人はストレスを受けやすく、うつ病になりやすい

ストレスの感じ方は人によって違う

ストレスを考える上で重要なことは、ストレスに対する反応が、人によって大きく異なるということです。同じような仕事をしていても、それを「やりがいがある」と感じて張りきる人もいれば、「きつい」と感じて、ストレスのあまり体調をくずしてしまう人もいます。

つまり、ストレスの場合は、ストレス自体がよいか悪いかというよりも、ストレスをどのように受け止めるかが問題なのです。

ストレスがまったくない状態がよいかといえば、必ずしもそうではありません。適度なストレスは、ほどよい緊張感をもたらし、活動の能率を上げます。また、ストレスがまったくなかったら、達成感や充実感もありません。「ストレスは人生のスパイス」ともいわれ、適度なストレスは、人生を楽しく、味わい深いものにするためには欠かせないものです。

問題となるのは、心と体にダメージをあたえるような過剰なストレスです。特に、一時的な強いストレスよりも、長引くストレスのほうがダメージが強いといわれます。

また、人によっては、ストレスが一つであれば何とかうまく対処できても、それがいくつか重なってしまうと、許容量を超えてしまう人もいますし、一方、たとえストレスが一つでも耐えられない人もいます。

こうしたストレスに対する受け止め方の違いは、いったいどこからくるのでしょうか。

それには、その人が子どものころから育ってきた生活環境や状況、生

まれつきの性格、経験、さまざまな能力、周囲との関係の持ち方などが影響しているといわれます。

また、その人の人生に対する考え方、信条や信念、価値観、ワーク・ライフ・バランス（仕事と生活の調和）なども影響すると考えられます。

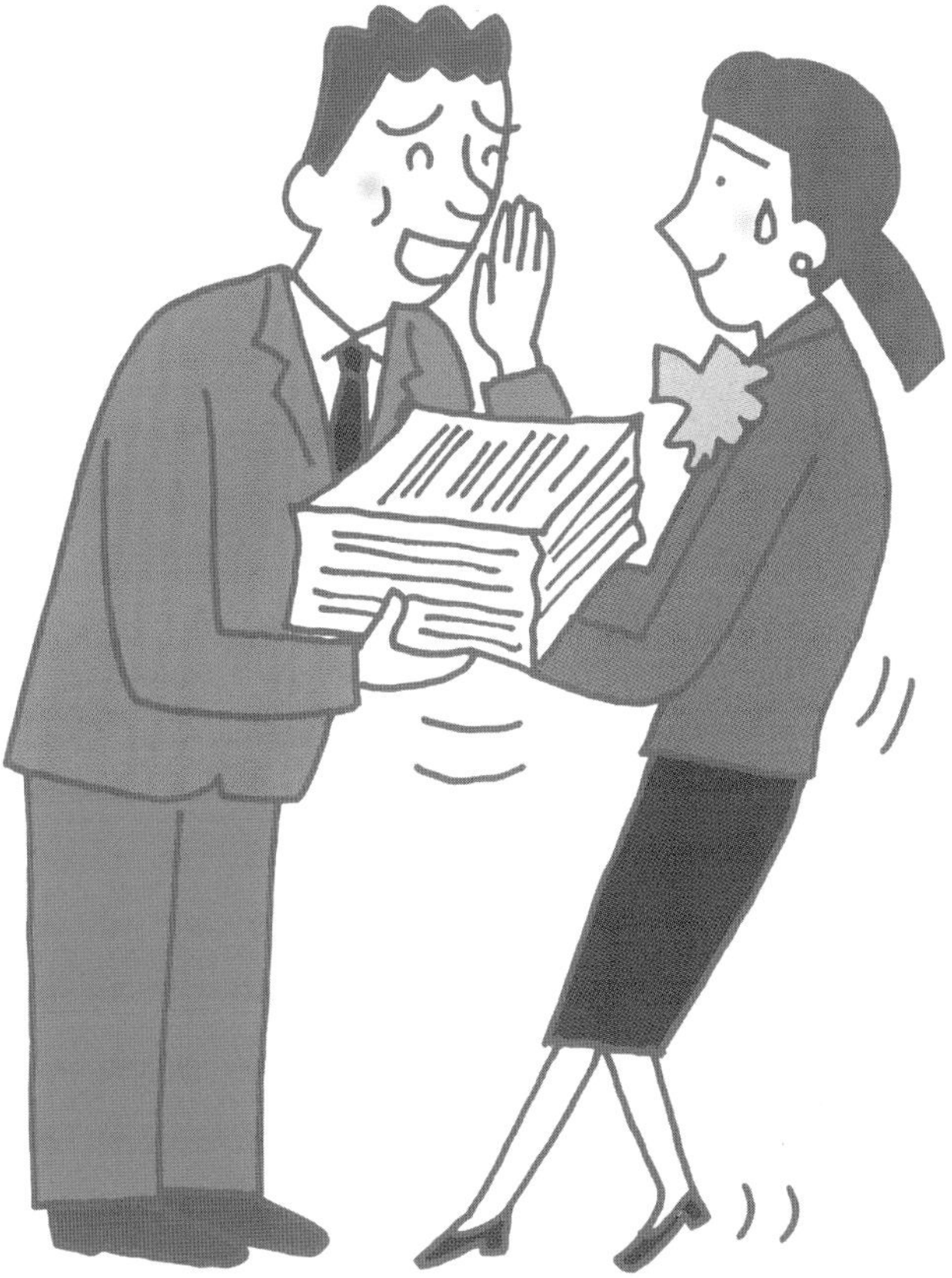

こんなタイプはストレスをためやすい

ストレスの受け止め方に関し、性格は大きな要因の一つです。ストレスを感じやすい性格は次のようなタイプだといわれます。

●まじめできちょうめんなタイプ

まじめできちょうめん、責任感や正義感が強く、完璧主義者で、何事にも一生懸命に取り組み、妥協しません。そのため、もっともストレスを受けやすいタイプです。

●内向的でおとなしいタイプ

感情表現がへたで、イヤなことでもはっきりと「ノー」といえないために、意にそぐわないことでも引き受けてしまい、あとでクヨクヨ悩むタイプです。

●がんこできびしいタイプ

他人のちょっとしたミスも許せず、頭ごなしに否定したり、カッとなったりします。自分の思うように事が運ばないと、腹を立て、その怒りがストレスとなるタイプです。

■タイプA行動型（A型性格）とは

性格面

- 強い目標達成衝動
- 強い競争心、出世欲
- 目立ちたがり
- 野心的
- 精力的
- 常に時間に追われている感じ
- せっかちでイライラしやすい
- 攻撃的で敵意をいだきやすい
- 過敏で警戒的

行動面

- 爆発的で早口なしゃべり方
- 機敏、せかせかとした動き
- 食事のスピードが速い
- 一度に多くのことをやろうとする
- いらだちを態度にあらわす
- 挑戦的な言動
- 特徴的なしぐさや神経質なクセ

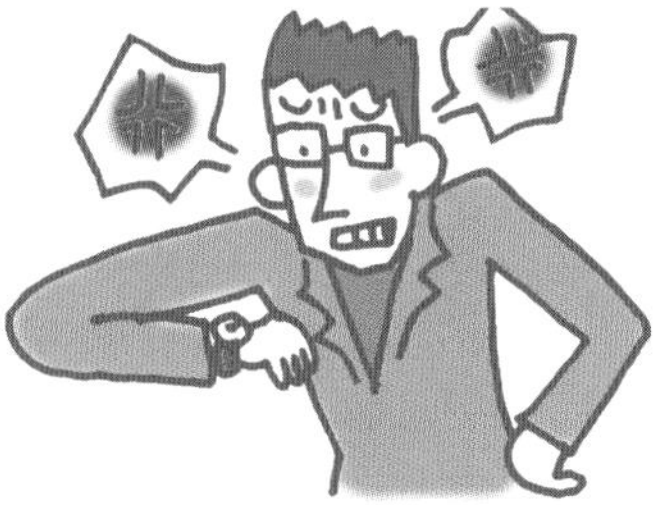

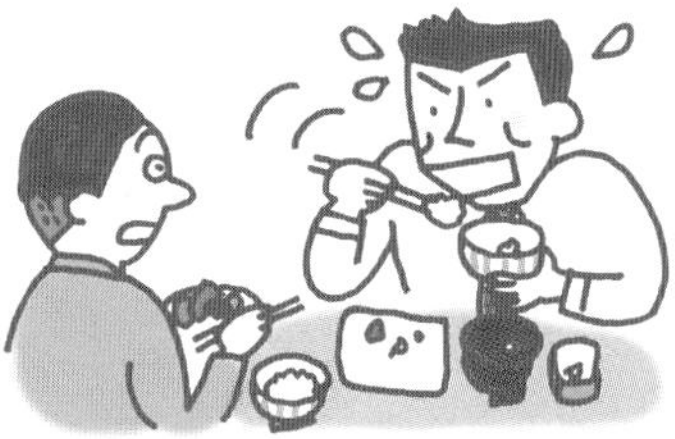

●心配性タイプ

ささいなことでも心配し、気にします。いつも周囲に気をつかい、相手の調子に合わせるため、疲れてしまい、ストレスを内にため込むタイプです。

「タイプA行動型」の人も要注意

「タイプA行動型（A型性格）」とは、アメリカの循環器病学者・フリードマンとローゼンマンによって提唱されたもので、非常に活動的で野心的、競争心が強く、仕事熱心、常に時間に追われ、のんびり休むことを好まないタイプのことをいいます。

この「タイプA行動型」は、心臓病になりやすいタイプとして紹介されたものですが、強いストレスにさらされやすく、うつ病になりやすいタイプでもあります。

ストレスホルモンと脳内の変化

Point

▼うつ病を引き起こす原因として、脳の「扁桃体」の役割が注目されている
▼扁桃体は、攻撃行動や恐怖反応など、人間の原始的な活動をつかさどる部分
▼強いストレスを受けると、扁桃体から過剰なストレスホルモンが分泌される

わかってきた扁桃体の役割

強いストレスを受けつづけると、なぜうつ病になるのでしょうか。

うつ病はさまざまな要因が複雑にからみ合って発症しますが、近年の研究によって、その基盤には脳内のメカニズムの障害という「生物学的な原因」があることがわかってきました。

その中でも、特に注目されているのが「扁桃体《へんとうたい》」の役割です。

扁桃体は、脳の側頭葉《そくとうよう》内側の奥にあり、攻撃行動や恐怖反応、情動的な記憶といった、もっとも原始的な活動をつかさどる部分です。扁桃体が活動すると、恐怖や不安や悲しみの感情を生み出します。

強いストレスを受けると、この扁桃体が活発に働き、ストレスホルモンである「コルチゾール」を分泌して、ストレスに対応しようとします。ところが、強いストレスに長期間さらされつづけると、ストレスホルモンが過剰に分泌され、その結果、脳の神経細胞を修復・活性化させる働きのある「脳由来神経栄養因子（BDNF）」が減り、脳の神経細胞が萎縮します。このことにより、意欲や行動の低下をまねき、うつ病になると考えられるのです。

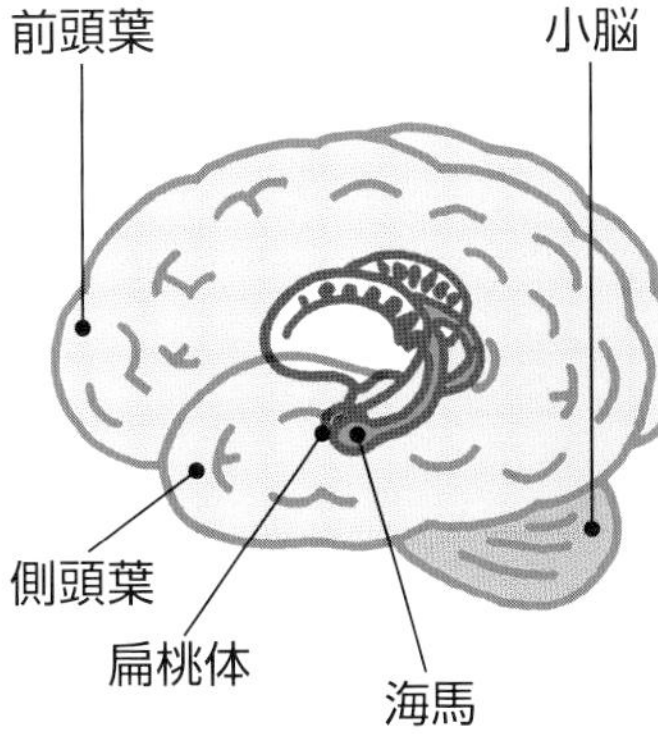

双極性障害の脳内の変化

神経細胞の減少や細胞死が見られる

双極性障害（躁うつ病）は、躁状態とうつ状態をくり返す病気ですが、やはり脳に何らかのトラブルが起こり、それが原因で変調をきたしていると考えられます。

このところ脳の研究が進み、双極性障害についても少しずつわかってきました。

一つは、脳内の神経細胞の減少です。脳の記憶形成の中枢である海馬《かいば》の「介《かい》在《ざい》ニューロン」という神経細胞が、双極性障害の患者さんの脳では4割ほど少なくなっていることが、アメリカの研究グループによって報告されています。

介在ニューロンは、興奮性の神経細胞のまわりにあって、これをコントロールする役割を持っています。

また、心の働きを統合する役割もあるとされ、これが減るために、双極性障害の症状とかかわってくると考えられます。

さらに、神経細胞のカルシウム濃度が高くなり、細胞死をまねきやすくなっていることも明らかになってきました。

ＭＲＩなどを使った脳画像研究により、感情にかかわる扁桃体《へんとうたい》の活動が亢進したり、認知にかかわる前頭前野《ぜんとうぜんや》の活動が低下したり、大脳皮質の深部の白質《はくしつ》という部分に脳梗塞のような虚血《きょけつ》性の変化があることもわかってきています。

双極性障害の脳では、特定の部位の神経細胞が萎縮しやすくなっていると考えられるのです。

■双極性障害の脳内の変化

- ●**海馬**……情動と記憶の調節にかかわる部分。ここの神経細胞の減少が、双極性障害の症状と関係する
- ●**扁桃体**……攻撃行動や恐怖反応、情動的な記憶にかかわる部分。この部分の働きが亢進することで、躁症状が強まる
- ●**前頭前野**……認知にかかわる脳の司令塔。ここの部分の活動低下が、双極性障害のうつ症状と関係する
- ●**白質**……脳梗塞のような虚血性の変化が見られる。神経細胞の減少や細胞死と関係する
- ●**カルシウム濃度**……神経細胞内のカルシウム濃度が高くなると、細胞死をもたらす

第4章

うつ病に なってしまったら？

うつ病も早期発見・早期治療が大切

Point

- ▼うつ病も早期発見が大切。そのためにはうつ病のサインを見逃さないことが重要
- ▼うつ病は「体の不調」からはじまることも多い
- ▼うつ病の早期発見のためには、いつも近くにいる家族の目も大切

早めに「異変」に気づくことがカギ

うつ病の早期発見のためには、日ごろから自分の心身状態に気を配り、ちょっとしたうつ病の「サイン」を見逃さないことが重要です。

留意点としては、**気分の落ち込みや抑うつ感が「いつまでもつづいている」のか、それとも「ときどきある程度」なのか**ということです。

また、うつ病の症状の特徴である**「日内変動」があるかどうか**も目安となります。特に朝方に気分の落ち込みが激しく、夕方から夜にかけて少しずつよくなっていく状態であれば要注意ということになります。

さらに、**「やる気」が起こらない**かどうかも、重要な目安です。やる気が出ない状態が1週間以上もつづくようであれば、注意が必要です。

体の不調からはじまるケースも多い

うつ病は、ある日突然に激しい症状があらわれるような病気ではありません。「何となく体がだるい」「食欲がない（体重が減った）」「疲れがとれない」「眠れない」「頭が重い」など、ごくふつうの体の不調からはじまるケースも少なくありません。

このため、はじめは「心の病気」ではないと思われてしまうこともあるので、この点も要注意です。

体の不調がいつまでもつづき、病院でみてもらっても体の異常が見つからないようであれば、うつ病の可能性があります。

無理をしてがんばらない

うつ病になる人は、まじめで責任

■こんな症状があったら、うつ病の疑いが

精神症状

- やる気が起こらない
- ものごとに集中できない
- 元気がなくなった
- 以前は楽しかったことが楽しくない
- イライラしている
- ぼんやりしている
- 動作がのろのろしている
- 反応がにぶい
- 感情の動きがない
- 日常のことをやらなくなる
- 口数が減った

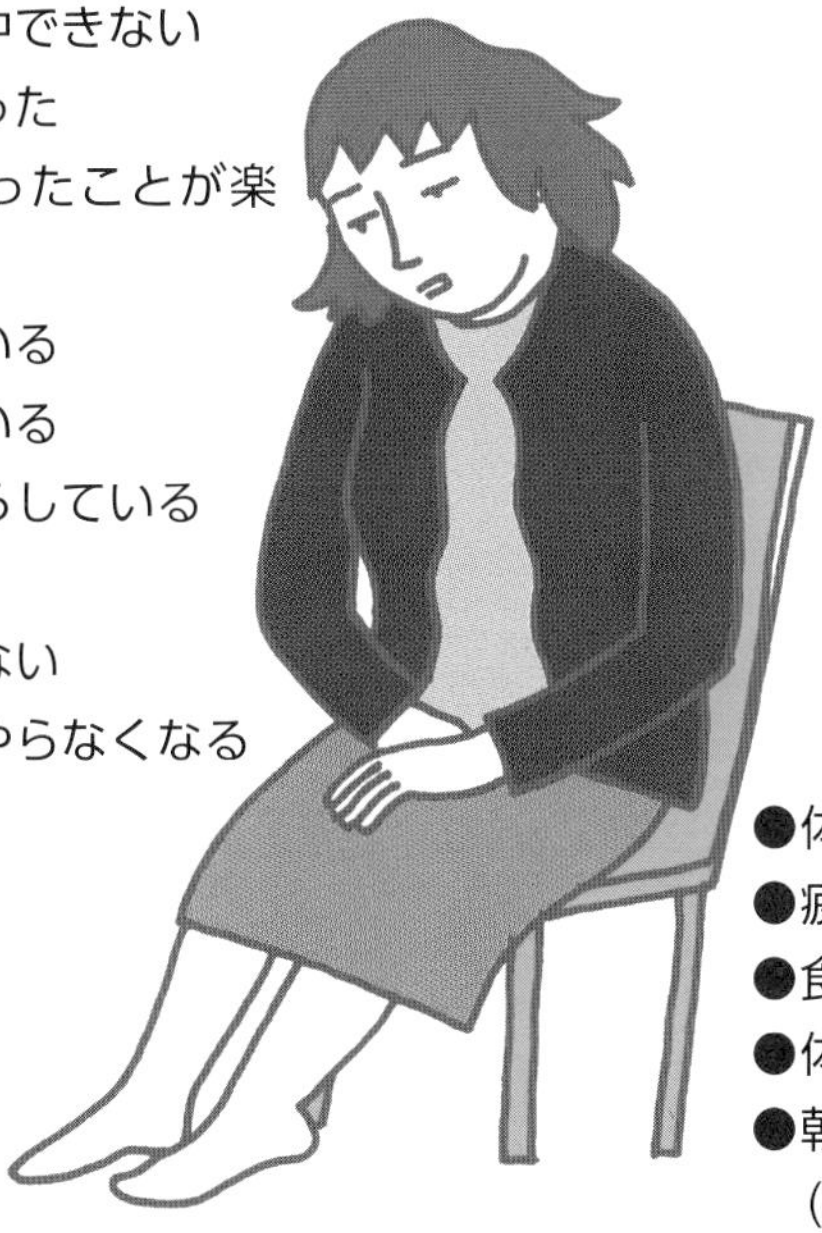

身体症状

- 体がだるい
- 疲れやすい
- 食欲がない
- 体重が減った
- 朝、なかなか起きてこない（眠れない）
- 頭が重い（頭痛がする）
- 下痢がつづく（便秘がつづく）
- 性欲がない

感が強い人が多いので、多少の不調があっても、つい無理をしてがんばってしまいがちです。うつ病は、放置するとどんどん症状が悪化して治りにくくなりますので、少しでも「これまでとは様子が違う」と感じたら、がまんをせずに、専門医にみてもらうことが大切です。

早期発見には家族の目も大切

うつ病は、症状が軽いうちは、**自分がうつ病にかかっていることに気づかない**ことも少なくありません。しかし、いっしょに暮らしている家族や、同じ職場にいる人たちなら、「いつもと違う」「どこかおかしい」ということに気づくはずです。

少しでもおかしいと気づいたら、できるだけ早く医療機関を受診してみることをすすめてください。

よい医師の見つけ方

Point

- ▼適切な治療を受けるためには、うつ病の専門医にみてもらうことが大切
- ▼うつ病は治療が長期にわたるので、できるだけ近くの病院が望ましい
- ▼医師と信頼関係が築けるかどうかは治療効果を左右するほど大切なポイント

何科を受診すればいいか

うつ病の診断や治療を行うのは、主に精神科や心療内科です（病院によっては、神経科、精神神経科、神経精神科などの名称を用いているところもあります）。

なお、精神科と似たような名前で「神経内科」というのがありますが、こちらは脳の器質的な病気（パーキンソン病や脳梗塞など）を扱う科ですので、まちがわないようにしましょう。

どこの病院に行けばいいかわからないときは、電話帳やインターネットなどで通院しやすい病院を調べ、診療時間などを問い合わせてみてもよいでしょう。電話での対応も、病院を選ぶ目安になります。

また、精神科などの病院へ行くことに抵抗を感じる人は、ふだんみてもらっているかかりつけ医に相談するか、かかりつけの医師がいない場合には、近くの内科の医院でもよいでしょう。仮にうつ病の疑いがあれば、よい専門医を紹介してくれるはずです。

また、保健所や都道府県の精神保健センターといった公的な機関に相談する方法もあります。どちらも定期的に精神保健相談などを受けつけており、専門の医師やケースワーカー、保健師などが対応してくれます。

遠くの大学病院より近くのメンタルクリニックへ

一度受診すると、しばらくは1～2週間に1度程度の通院が必要になりますので、**できるだけ通いやすい病院を選ぶことが大切**です。

大学病院や大きな一般病院は、さ

■うつ病をみてくれる病院・診療科

●一般病院

かつて「総合病院」と呼ばれていた病院を含む。内科、外科、脳神経外科など、さまざまな診療科が設けられているので、体の病気もある患者さんにとっては、一つの病院でみてもらえるというメリットがある。ただし、一般病院のうち、精神科医がいる病院は半数以下。精神科の入院設備をととのえているところも少なく、設備があったとしてもベッド数が少ないため、入院が必要になったときに、すぐに対応できるとは限らない。また、待ち時間が長い、診察時間が短い、医師が曜日によってかわる、200床以上の病院は紹介状がなければ特定療養費がかかる、などのデメリットもある。

●大学病院

教育と研究の機能を持つ病院で、高度な検査技術や最先端の医療設備がととのっている。高名な精神科医が教授をしているところが多いが、必ず担当してもらえるとは限らない。若手の医師は研究や教育にも力を入れており、またほかのタイプの病院より異動が多い可能性がある。

●精神科・神経科クリニック（診療所）

ほとんどが外来専門。駅の近くなど便利な場所に多く、気軽にかかることができる。また、一人の医師に長期間みてもらえるメリットがある。夜間や土曜日などでも診療を行っているところが多い（ただし、夜間や休日には連絡がとれないところもある）。

●保健所

国民のいろいろな健康問題に応じてくれる公的な機関。精神科嘱託医などの医師や保健師がおり、電話相談などで心の病の相談にものってくれる。相談は無料。

●精神保健センター

地域によって精神保健福祉センターなど、呼称が少し違うが、地域住民の精神的健康を保持促進する公的機関。心の病に関する電話相談や、地域によっては面接や医師による診察を行っているところもある。電話相談や面接相談は無料（診察には費用がかかる場合も）。

心療内科

心の病気を扱っているが、心の問題で起こる体の病気を「内科的に」治療するところで、どちらかといえば、心身症など身体面の症状が強いものが中心となる。内科であって精神科ではないので、重症のうつ病、双極性障害（躁うつ病）などは扱わない。うつ病の場合は、症状が軽いケース（軽症うつ）に限られ、症状が重くなると、精神科を紹介することになる。不安障害、摂食障害なども治療の対象となる。

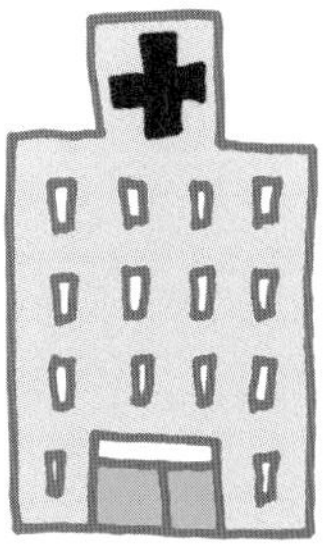

まざまな診療科が設けられているので、身体的な症状などもある場合には、一つの病院でみてもらえるので便利ですが、曜日によって担当医がかわったり、診察時間が短い、といったデメリットもあります。

　はじめてのとき、気軽にかかれるのは、精神科や心療内科などの診療所やメンタルクリニックでしょう。主治医もかわらず、大きな病院ともたいてい連携をとっているので、もし入院が必要になった場合でも対応が可能です。

よい医師の条件とは？

　うつ病の治療にあたって、もっとも重要なのは、病気を適切に診断・治療してくれる精神科医を探すことです。

　どのような医師が「よい医師」なのか、次にポイントをあげてみます。

①よく話を聞いてくれるかどうか

　心が弱っているうつ病の患者さんにとって、話をていねいに時間をかけて聞いてくれる先生は信頼できる医師です。また、家族や職場（学校）などの状況も聞いてくれるかどうかも重要です。

　もちろん、ただ話を聞いてくれるだけでなく、患者さんの状態に合わせて適切なアドバイスができる経験豊富な医師がベストです。

②疑問に答えてくれるかどうか

　患者さんが不安に思っていることや疑問に思っていることに対し、きちんとわかりやすく答えてくれる医師は信頼できます。

③治療方針、薬の副作用、今後の見通しなどを説明してくれるかどうか

　患者さんは、自分の病気が治るのかどうか、どういう治療法があるのか、今後どのように症状が進行していくのか、といったことを特に知りたいと思っています。そういう不安や疑問にきちんと答えてくれる先生はよい医師です。また、日常生活で気をつけるべきことなどを具体的に指導してくれるかどうかもポイントです。

④信頼関係が築けるかどうか

　うつ病の治療は、場合によっては何年もかかります。長期間にわたる治療を支えるのは、何よりも医師と患者さんとの信頼関係です。そういう意味で、医師との「相性」は重要なポイントとなります。特に「心の病気」の場合、医師と患者さんとの間に信頼関係があるかどうかは、**治療効果を左右するほど重要な要素**となります。

　最初の印象が悪いからと、次々に医師をかえることは、治療の面でも問題ですが、どうしても信頼できないようであれば、医師（病院）をかえることも選択肢として考えてみてもよいでしょう。

ただし、少なくとも半年くらいは最初の病院に通ってみることをおすすめします。うつ病の場合、病気のせいで疑い深くなっていることもあるので、半年くらい通えば、薬も効いてきて、正しい判断ができるようになるからです。もし途中で心配になったら、現在の治療法でよいかどうか、ほかの専門の医師に意見を聞いてみる方法もあります（セカンド・オピニオン）。

もしもこんな医師だったら、「転医」を考えても……

- 患者から症状を聞いただけで「うつですね」と即断する
- 医師のほうからいろいろ問うことが少ない
- 患者の顔をあまり見ない
- 患者の質問に納得できる説明をしない（質問をうるさがる、あるいは質問をさえぎる）
- 薬の効能や副作用、服用予定期間などの説明が不十分
- 患者が強い副作用や症状の悪化を伝えても処方をかえない。また、その理由を説明しない
- 初回から多種類の薬を出す（抗うつ薬の場合1種類が一般的）
- 数種類の薬を一度にかえる（1種類ずつが一般的）
- 漠然と同じ薬の処方をつづける
- 半年以上、症状の改善が見られない

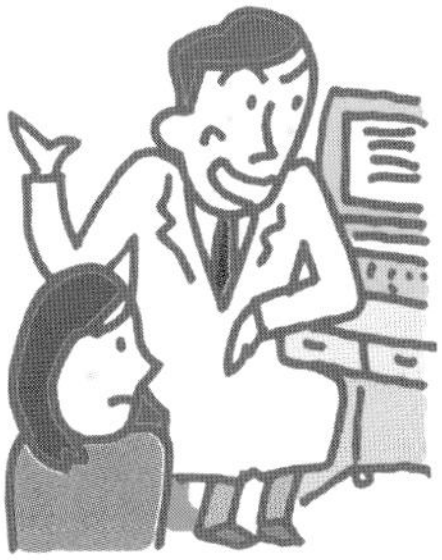

医師を困らせるのは、こんな患者

- ドクターショッピングをして次々と医師をかえる
- 専門の医師でない人のアドバイスを安易に鵜呑《うの》みにする
- 「よい患者」に思われようと、本当のことをいわない
- 自分で調べた治療法や薬を医師に要求する

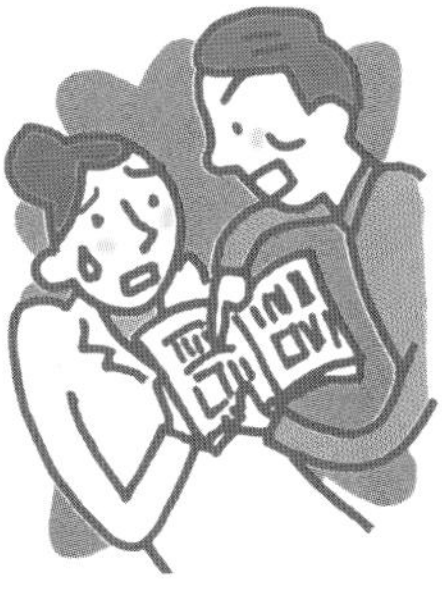

はじめての診察で聞かれること

Point

- ▼うつ病の診察は問診が重要。問診にはできるだけありのままに答える
- ▼初診のときには、なるべく家族も同席するのが望ましい
- ▼正確な情報を伝えるため、あらかじめ症状などをメモにして持参するとよい

診察は問診が基本

心の不調がつづき、それがつらいようであれば、なるべく早めに病院やクリニックでみてもらうことが大切です。心の病気も、ほかの病気と同じで、ひどくなれば治りも悪くなります。

はじめて受診する際には、まず、具体的な症状や、思いあたる原因、既往歴《きおうれき》、家族関係などを「問診票」に記入するのが一般的です。

医師による診察（問診）は、この問診票をもとに行われます。うつ病などの心の病気は、体の病気と違って、検査による数値などで異常を知ることができませんので、医師は、問診票に書かれた内容を参考に、患者さんにいろいろ質問しながら診察していきます。

医師からの問診を受けるにあたっては、少しでも**気になっている症状**や、**いままでと違う点**（たとえば疲れやすくなったとか）があれば、どんなことでも伝えましょう。また、親しい人の死や、転居や昇進、転職、仕事上の出来事などの**「変化」があった場合**は、一見病気とは関係がないと思われるようなことでも伝えるようにしましょう。

問診票や医師からの問診で聞かれる主な内容を左ページに示しましたので、参考にしてください。

初診のときは家族もいっしょに

うつ病の患者さんは、あせりや不安のためにうまく話せなかったり、あるいは、自分の症状について正確に説明できないことも多く、本人から詳しい症状を聞き出すことがむず

かしい場合も少なくありません。そのため、できれば、うつ病になる前の患者さんと現在の患者さんの違いを身近にいていちばん感じている家族などに同席してもらって、患者さんの性格や家庭環境、仕事の状況、最近身のまわりに起こった出来事などについて説明してもらうと、的確な診断の手助けとなります。

　また、**うつ病の治療には、家族の理解と協力が欠かせません。**家族にも、うつ病がどのような病気なのかよく知ってもらい、今後の治療方針や患者さんとの接し方などについて、十分に理解してもらうことが重要です。

　なお、診察のとき、患者さんが家族の人に同席してもらいたくないと思っているようであれば、本人と家族から別々に話を聞く場合もあります。

受診のときはメモ帳を持参するとよい

　うつ病は、聞いたことをあとから思い出そうとしても思い出せないという症状が出ることもあります。そのため、受診の際にはメモ帳やノートを持っていって、医師から聞いたことをその場でメモするようにするとよいでしょう。また、前もって、自分の症状がいつごろから出はじめたのか、いま困っている症状、聞きたいことなどを整理して、そのメモを持参するとさらに効率がよくなります。

■問診で聞かれること(一例)

- 生活歴:出生地・学歴・職歴・結婚歴・離婚歴・家族構成・趣味・喫煙習慣・飲酒習慣など
- 現在の気分(症状)、体の状態
- いちばん困っていること
- どのような症状が、いつごろからあらわれたか
- 症状に変化があったかどうか
- どのように苦しいのか(程度)
- 以前にも、このような状態になったことがあるかどうか
- 何かきっかけと思われるようなことはあるか
- 過去に病気やケガで治療を受けたことがあるかどうか(ある場合は、いつ、どのような病気やケガで、治療にかかった期間はどれくらいか)
- 自分はどのような性格だと思うか
- 現在、服用中の薬はあるか(あれば、どのような薬で、いつから飲んでいるか)
- 酒やタバコなど嗜好品や趣味に変化があったかどうか
- よく眠れるかどうか、食欲があるかどうか
- 家族の中に、同じような状態になった人がいるかどうか

うつ病の診断の目安

Point

▼診断には国際的な診断基準が用いられることが多い
▼うつ病は国際的な診断基準では「気分障害」に分類される
▼うつ病の症状には個人差があるので、正確な診断には医師の経験と知識が重要

問診や検査の結果をもとに総合的に判断する

診断の基本となるのは、まず、医師による問診です。患者さんの訴えをじっくり聞き、ポイントとなる質問をいくつかしながら、うつ病かほかの病気かを見きわめていきます。また、患者さんの表情、受け答えの様子なども重要な診断の手がかりとなります。

初診では、こうした問診にかなり時間をかけますが、このほか、身体的な問題があるかどうかを調べるために、血液検査や尿検査などを行うこともあります。身体的な問題が原因でうつ状態になることがあるからです。また、場合によっては、ＣＴ検査などの画像検査で頭の中を調べることもあります。認知症の初期にはうつ症状が出ることがあるためです（うつ病性仮性認知症）。

これらの問診、検査、観察の結果を総合的に判断して、医師は診断をくだします。

うつ病診断の国際基準

心の病気は、体の病気のように、目で見てわかるものではありません。そこで、臨床の場で使われているのが、うつ病など心の病気の診断基準です。

近年、欧米で提唱され、世界標準の診断基準となっているものに、ＷＨＯ（世界保健機関）発行の「ＩＣＤ－10（国際疾病分類・第10版改訂版）」と、アメリカ精神医学会発行の「ＤＳＭ－Ｖ（精神疾患の分類と診断の手引・第5版）」があります。

中でも「ＤＳＭ－Ｖ」は、世界の多くの国で用いられており、日本で

■ＤＳＭ-Ⅴにおける気分障害

- **気分障害**
  - **うつ病性障害**
    - **大うつ病性障害**
      - **うつ病**
        いわゆるうつ病。軽度、中等度、重度に分けられる
    - **気分変調性障害**
      軽いうつ症状が2年以上つづく
    - **抑うつ関連症候群**
      小うつ病性障害
      反復性短期抑うつ障害
      月経前不快気分障害
      など
  - **双極性障害**
    - **双極Ⅰ型障害**
      重い躁症状とうつ症状
    - **双極Ⅱ型障害**
      軽い躁症状とうつ症状
    - **気分循環性障害**
      軽い躁症状と軽いうつ症状
    - **特定不能の双極性障害**
  - **病因が特定された障害**
    一般身体疾患による気分障害
    物質誘発性気分障害
  - **特定不能の気分障害**

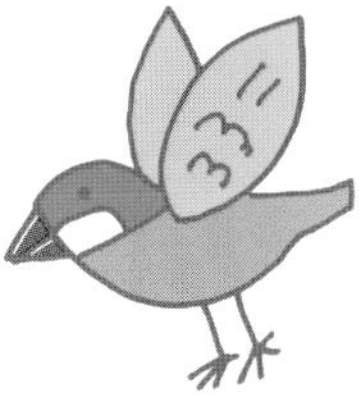

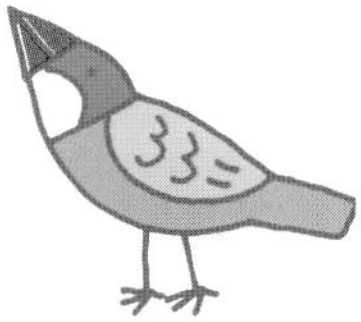

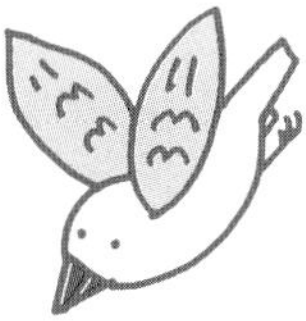

も主流となっています。
うつ病は、この「DSM－V」では「気分障害」の項に分類されています。気分障害には、躁の症状とうつ症状をくり返す「双極性障害（躁うつ病）」や、うつ症状だけの「うつ病性障害」などがあります。そして、うつ病性障害は、さらに症状によって、「大うつ病性障害」「気分変調性障害」「抑うつ関連症候群」の3つに分けられます。いわゆる典型的なうつ病は、この中の「大うつ病性障害」に含まれます。

　気分変調性障害とは、大うつ病性障害よりも軽いうつ状態が2年以上つづくものをいいます。また、抑うつ関連症候群には、大うつ病性障害よりも症状が軽いうつ病「小うつ病性障害」、短期のうつ状態がくり返される「反復性短期抑うつ障害」、女性特有の月経前にうつ状態となる「月経前不快気分障害（PMDD）」などがあります。

9つの症状によって診断

「DSM－V」では、大うつ病性障害（いわゆるうつ病）について、次のような9つの症状をあげています。

①悲しく、空虚感を感じる。気がふさぐ、また、意気消沈する（抑うつ気分）
②これまで好きだったものに興味がなくなり、喜びを感じない（興味・喜びの喪失）
③食欲がない、逆に過食になる。体重がいちじるしく変化する
④睡眠障害がある（不眠、または睡眠過多）。特に朝早く目が覚めてしまう
⑤動作がのろくなる、口数が少なくなるなどの「精神運動抑制」が起こる。逆に、焦燥感のためにおしゃべりになったり、落ち着きがなくなる
⑥疲れやすい。気力の減退が見られる
⑦過剰に自分を責める
⑧集中力や思考力が落ちる。決断することがむずかしくなる
⑨くり返し「死」について考える。また、実際に自殺を考える

　このうちの①と②のうち最低1つを含む、5つ以上の症状が2週間以上つづき、生活に支障をきたすような場合に、大うつ病性障害と診断されるとしています。

　ただ実際には、現場の医師はこの「マニュアル」通りに診断しているわけではありません。何よりも、**患者さん一人一人の症状には個人差がある**ので、医師は、こうした国際基準はあくまでも参考程度にとどめ、みずからの経験と知識をもとに診断と治療を行っていきます。

「外因性」「心因性」「内因性」という分け方

「原因」によって3つに分類

最近は、うつ病など心の病気の分類を、「ICD-10」や「DSM-V」のように、「症状」によって分けるのがふつうですが、以前は、うつ病を「原因」によって、「外因性うつ病」「内因性うつ病」「心因性（反応性）うつ病」の3つに分ける考え方が主流でした（キールホルツのうつ病分類）。

①外因性うつ病

外因性うつ病は、脳外傷、脳挫傷などのケガや脳疾患といった体の病気、薬物、アルコールなどが原因となって起こるうつ病をいいます。

②心因性（反応性）うつ病

うつ病を引き起こした原因が、精神的ショックなど、心理的原因（心因）によるものを心因性（反応性）うつ病といいます。親しい人との離別（死別）や対人関係の悪化、生活環境の変化などによるストレスや精神的ショック、あるいは災害や事故などが心の傷となって引き起こされるうつ病です。

③内因性うつ病

原因をはっきり特定できないうつ病を内因性うつ病といいます。遺伝的要因や体質、気質などの先天的要因が影響して発症するタイプのうつ病と考えられます。統合失調症や双極性障害（躁うつ病）がこれに含まれます。また、従来は内因性のうつ病が典型的なうつ病とされていました。

しかし、このように原因で分類してみると、いろいろ不都合があることがわかってきました。たとえば、内因性のうつ病でも、よく調べてみると多様なきっかけが混在していたり、昇進など喜ばしいことがきっかけとしてあったりして、これまで原因としては考えられなかったようなことでも発症しているのです。つまり、うつ病の発症には複雑な要因がからみあっていることがわかり、内因性と心因性（反応性）のはっきりした境界がわからなくなってきたのです。また、さまざまな矛盾点も指摘されるようになりました。

このため、最近では、「原因」ではなく「症状」から分類することが一般的となっています。ただし、従来の呼び方がまったくなくなったわけではなく、「反応性うつ病」などの呼び方はいまでもよく使われています。

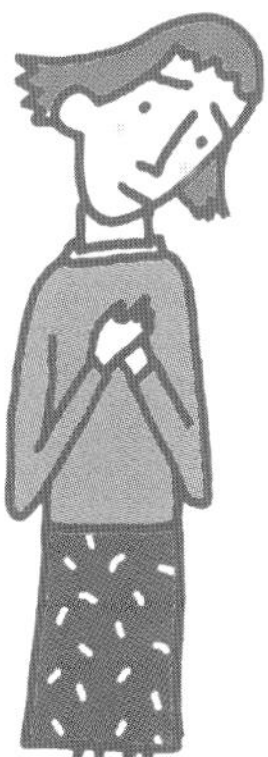

うつ病と診断されたら

Point

- ▼うつ病と診断されても決して自分を責めないこと
- ▼必ず治ると信じ、あせらずに気長に治療に取り組むことが大切
- ▼一人で治そうとしないで、周囲の協力を得ながらとにかく治療に専念する

悪いのは病気のせいと思い自分を責めない

うつ病と診断されると、自分がうつ病になってしまったことを恥ずかしく思ったり、「こんな病気にかかってしまって情けない」「申し訳ない」「自分はダメな人間だ」などと自分を責める人が少なくありません。

しかし、現代は、10人に1人は一生のうちに1度はうつ病にかかる時代です（男性の場合。女性はその2倍）。しかも、病院を受診しているのは、そのうちの3割にすぎないといわれますので、実際にはさらに多くのうつ病の患者さんがいると思われます。つまり、いまや、うつ病はだれでもかかる可能性のあるありふれた病気なのです。

ですから、うつ病になったからといって、決して自分を責める必要はありません。**「だれでもかかる可能性のある病気に、たまたま自分もかかったのだ」**というくらいに思って、気楽に構えるようにしましょう。

自分は病気だという認識を持つ

うつ病は、どんなに症状が軽くても、れっきとした「病気」であるということを認識し、だから治療が必要なのだと考えることが大切です。

うつ病にかかる人は、がんばりやでまじめな人が多いので、病気による気分の落ち込みや意欲の低下を、「何とか気力でカバーしなければ」と考える傾向があります。しかし、うつ病は「心のエネルギーが枯渇」している状態なので、そこにさらなるストレスをかければ、ますます病気が重くなるだけです。

気持ちの落ち込みのために、仕事

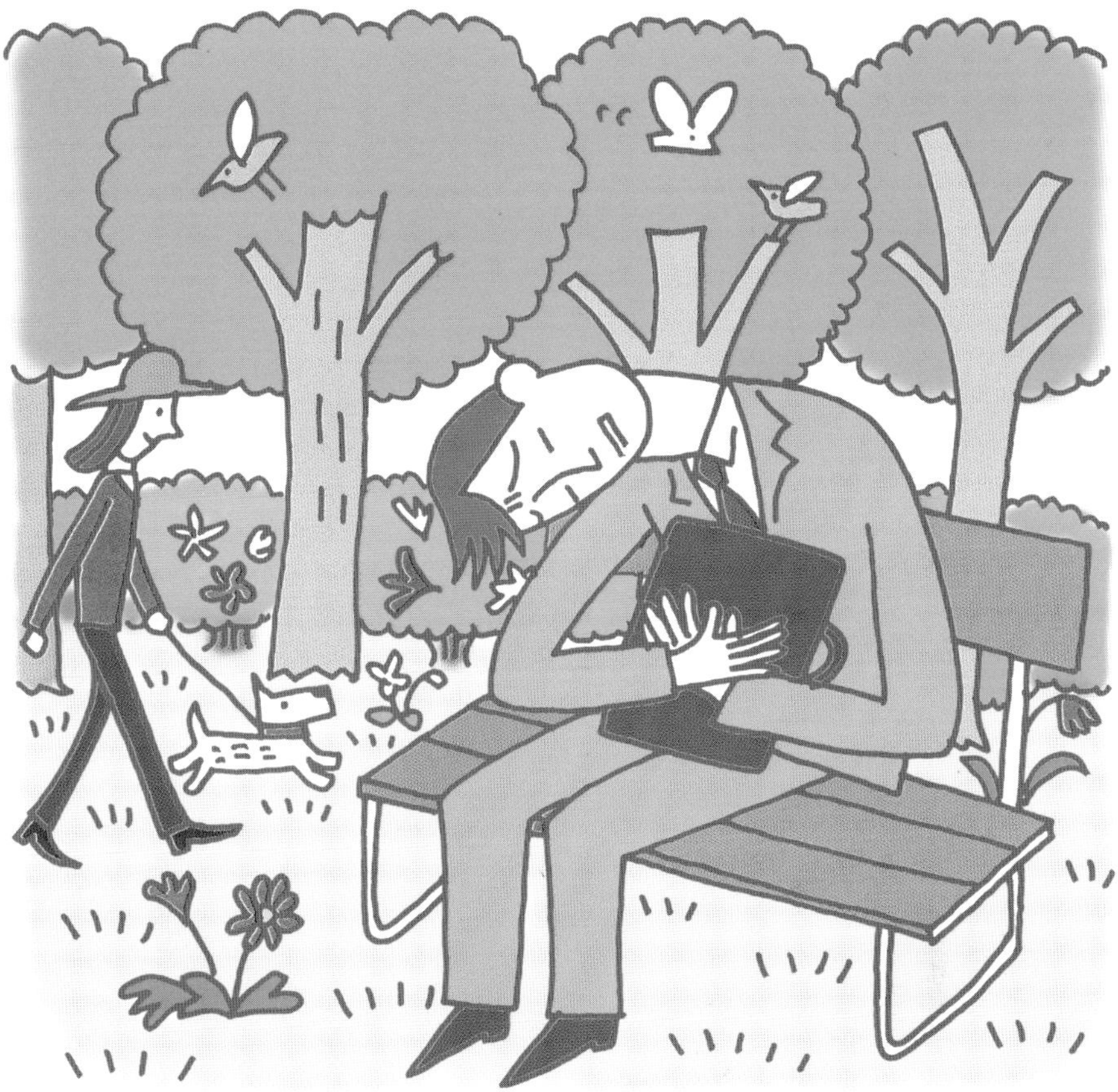

が手につかなかったり、何もする気になれなかったにしても、それは決して「怠け心」のせいでも、精神的に弱いからでもなく、**あくまでも病気のせいなのだと受け止める**ことが大切です。

うつ病は、脳内のトラブルで起こる病気です。決して気力で治そうとか、もっとがんばらねば、などと思わないようにしましょう。

うつ病は治る病気 あせらないことが大切

うつ病になると、まるで暗くて長いトンネルの中に入ってしまって、その状態が一生つづくかのような絶望的な思いにとらわれます。しかし、うつ病は、きちんと治療すれば治る病気です。

ただし、うつ病は、カゼのように1週間程度で回復する病気ではありません。一進一退をくり返しながら、少しずつよくなっていく病気です。

また、うつ病は再発しやすい病気でもあります。早く治したいという気持ちのあまり、あせったり、無理をすることは、かえって病気を長引かせ、また治りにくくしてしまいます。

あせる気持ち（焦燥感）はうつ病の症状の一つともいえます。あせる気持ちがあるうちは、まだ病気だと思って、気長に治療に取り組むことが大切です。

とにかく、**「うつ病は適切な治療を受ければ、必ず治る病気なのだ」**ということを、何度も自分にいい聞かせましょう。こうして気持ちを楽にすることが、治療にもよい影響をあたえるのです。

治療の必要性を理解し医師を信頼する

前にも述べましたが、特に「心の病気」の場合、医師と患者との間に信頼関係があるかどうかは、治療効果を左右するほど重要なポイントです。

うつ病は、決して薬だけで治る病気ではありません。通常の診察における医師と患者の何げない話し合いも、実は重要な治療の一環なのです。

どんな人間関係もそうですが、信頼関係は、一度くらいの診察で築けるものではありません。何度か通いながら、少しずつ信頼関係を築いていくものです。

その意味でも、治療の必要性を十分に理解した上で、ある程度腰をすえて、じっくりと治療を受ける覚悟が必要です。

重大な決定は先延ばしにする

うつ病になると、どうしても正常な判断や決断を下すことがむずかしくなります。退職や退学、引っ越し、結婚、離婚などの重要なことは、自分で勝手に結論を出さないで、とにかくいったん先延ばしにしましょう。

まずは治療に専念し、病気が治ってからそうした問題を考えても遅くはありません。

周囲の人も、本人があせって結論を出さないように注意深く見守ってあげることが必要です。

遠慮しないでまわりの人の協力をあおぐ

うつ病になる人は、まじめで責任感が強い人が多いので、どうしても人に頼まず、何でも自分でやろうとする傾向があります。しかし、治療を受けている間は、自分でやるのは最低限のことにして、あとは遠慮なく、**家族や友人たちの協力や援助をお願いする**ようにしましょう。

うつ病を治すためには、十分な休息・休養が不可欠です。まずは身も

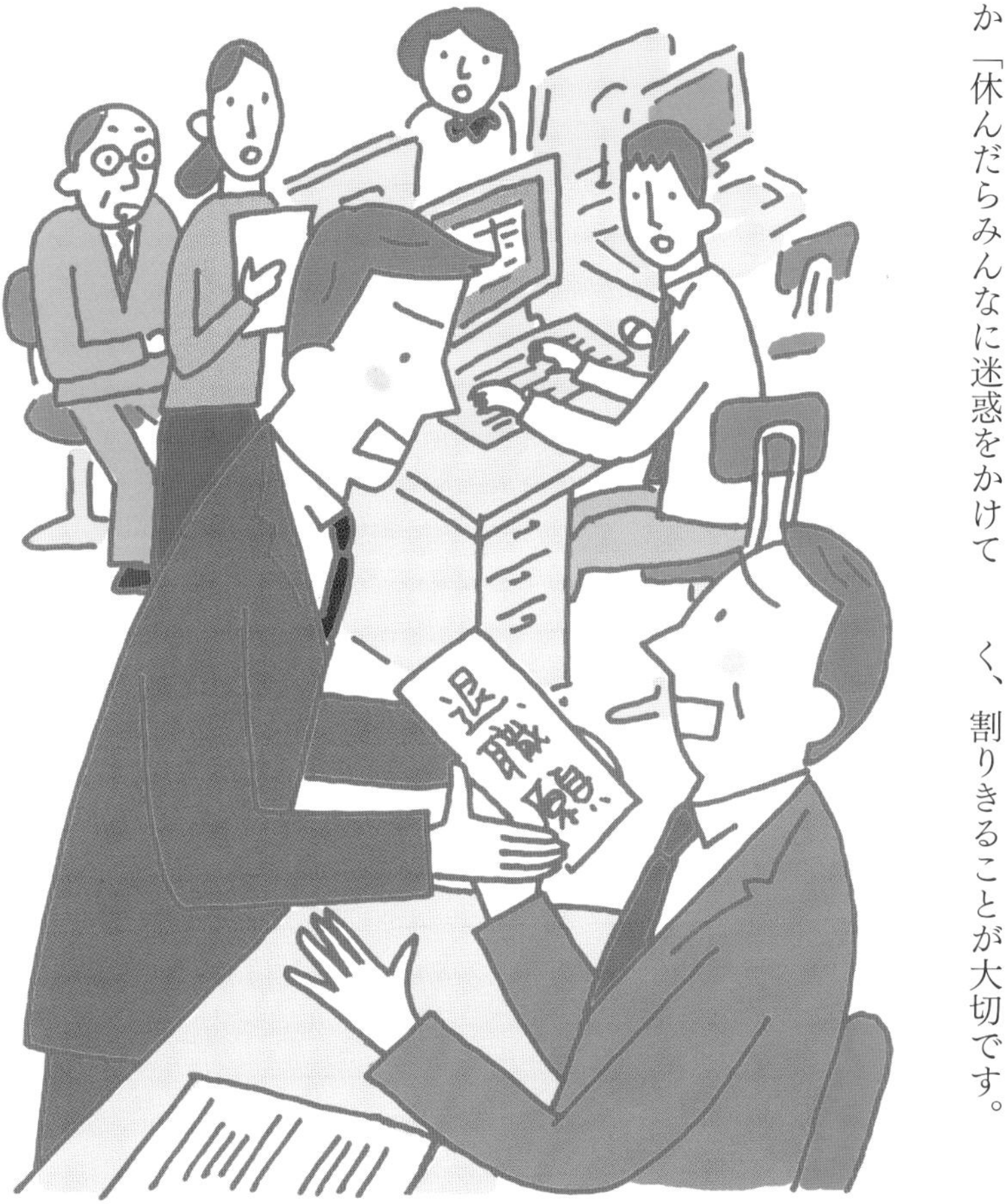

心もゆっくりと休めることが、治療の第一歩です。「こんなに忙しいときに休んでなどいられない」とか「休んだらみんなに迷惑をかけてしまう」などと思わずに、いまはとにかく「休むことが仕事」だと思って、休むことに罪悪感を持つことなく、割りきることが大切です。

薬を自分で勝手に調節しない

治療をスムーズに進めるためには、**医師の指示をきちんと守る**ことが大切です。副作用が強いからと、薬を勝手にやめてしまったり、逆にあまり効かないからと量をふやしたりすることは、絶対にやってはいけません。医師は、患者さんが指示通りに飲んでいることを前提に、その効き具合をみて、さじ加減を調節していますので、患者さんが勝手に飲む量を加減してしまうと、治るものも治らなくなってしまうだけでなく、病気が長引き、悪化してしまう危険性もあります。

もし、副作用が強かったり、あまり薬が効いていないと感じたら、遠慮なく医師に相談するようにしましょう。

まずは十分な休養をとること

Point

- ▼うつ病治療の基本は徹底した「休養」。休むことが仕事と割りきる
- ▼休養の基本は「何もしないで、家でごろごろしている」こと
- ▼休養には十分な睡眠が欠かせない。眠れないなら睡眠導入剤を処方してもらう

休むことが自分の役目だと腹をくくる

うつ病と診断されたら、あせったりあわてたりせずに、自分は病気なのだとしっかりと認識し、とにかくいまは薬を飲み、**ゆっくりと休むことが自分の役目だと「腹をくくる」**ことが大切です。

「薬を飲まずに、精神療法のようなもので何とかならないだろうか」とか、「半日だけでも、会社に行けないだろうか」などと中途半端なことは考えずに、どっしりと構えて治療に専念することが肝要です。へたにいろいろやっても、結局は病気を長引かせ、症状を悪化させるだけです。

仕事よりまず「休養」

うつ病の治療の大きな柱は「休養」と「薬物療法」、そして「精神療法」です。医師は、患者さんの症状をよくみた上で、この3つをうまく組み合わせながら治療を進めていきます。

中でも、休養は、薬物療法に匹敵するほど重要なものです。

うつ病の患者さんは、心身ともに疲れきった、いわばエネルギーが枯渇してしまった状態にあります。そのような状態で仕事などをつづければ、さらに心身を消耗し、仕事上のミスなどもふえて、それがさらにあせりにつながり、悪循環におちいります。しっかりと仕事に復帰するためにも、いまは休むことが「仕事」と割りきり、治療に専念することが大切です。

休養の基本は家でごろごろしていること

休養をとるといっても、中途半端

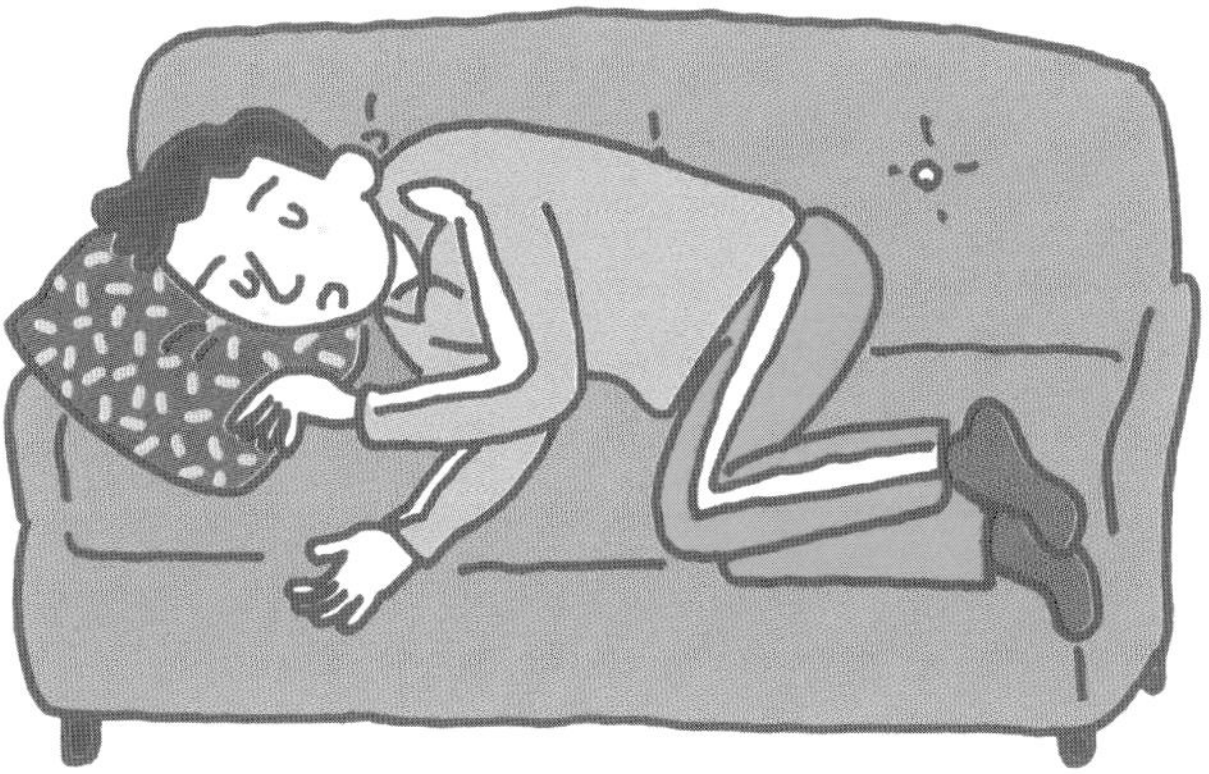

な休みでは効果は上がりません。仕事や学校、あるいは家事などから完全に離れ、徹底して休養することが重要です。

　日中の過ごし方としては、**基本的には何もせずに、家でごろごろしているのがいちばん**です。うつ病の人は、もともときちょうめんな人が多いので、掃除やせんたくなど、家の中の雑用を手伝おうとするかもしれませんが、それもやめて、とにかく休むことです。何もしないでごろごろして申し訳ないなどと思わず、雑用は遠慮なく家族などほかの人にまかせましょう。

　また、家族などが気をきかして、散歩をしたり、趣味や旅行などで気分転換をはかったらどうかとすすめるのもやめましょう。何か気晴らしを、というのはまわりの人が勝手にそう思うだけで、本人にしてみれば「大きなお世話」なのです。

よく眠ることも大切な休養

　また、休養には、十分な睡眠が欠かせません。**十分な睡眠は、あせる気持ちや不安を取り除き、気力の減退を防ぐ意味でも大切**です。

　うつ病の患者さんには不眠などの症状を訴える人が少なくありませんが、うつ病の睡眠障害に対しては、睡眠導入剤を抗うつ薬といっしょに飲むとよく眠れるようになります。

どのくらいの期間休養すればいいのか

　うつ病が回復するまでのおおよその目安は3カ月から6カ月です。そのうちの休養期間というのは、個人差がありますが、**大体2カ月ぐらい**です。大切なことは、あせらずに、覚悟を決めて、徹底的にのんびりすることです。

　仕事への復帰の時期などは、主治医が患者さんの状態を見ながら的確な指示をしてくれるはずですので、それまではとにかく家でゆったりとした気分で過ごすようにしましょう。

家族の役割①
患者さんとの接し方

Point

- ▼患者さんをあたたかく見守り、ふだんとかわらない接し方を心がける
- ▼うつ病になった原因を探るのは、かえって患者さんを苦しめるだけ
- ▼無理に話しかけない。本人から話そうとしたときは、じっくり話を聞く

できるだけ自然にあたたかく見守る

うつ病になって、**いちばんつらい思いをしているのは患者さん本人で**す。

家族は、その患者さんのつらい気持ちをよく理解し、あたたかく見守ってあげることが大切です。

患者さんとの接し方で気をつけたいのは、**あまり神経質にならないこ**と、そして**ふだんとあまり変わらない接し方を心がける**ということです。

必要以上に、はれものにさわるように気をつかいすぎることは、逆効果です。

うつ病の患者さんは、自分を責める気持ちが強いので、家族が急にやさしくなったり、以前と接し方がかわったりすると、自分のせいで家族に気をつかわせていると、ますます自分を責めてしまいます。

また、不安と孤独感でいっぱいの患者さんに、**「私たちはいつもあなたの味方ですよ」「病気は必ず治るから、あせらないで、いっしょに病気を治していきましょう」**という気持ちを伝えることも大切です。

「原因探し」はかえって患者さんを苦しめる

家族としては、どうしてうつ病になったのか、その原因を知りたいと思う気持ちがあります。

しかし、「うつ病になった原因はすべて自分にある」と思っている患者さんに、何が悪かったのかと問いただすことは、**かえって患者さんを苦しめる**ことになり、逆効果です。

また、患者さんが落ち込んでいるときに、「何を悩んでいるの」とか「何がつらいの」などと聞くことも、

■家族の人はこんな接し方をしていませんか？

●「怠けている」と思っていませんか？

家族は、病気のせいで無気力になっている患者さんを、「怠けている」「がんばりが足りない」「甘えている」とつい見がちです。病気のせいで何もできない患者さんを、ますます傷つけ苦しめます。

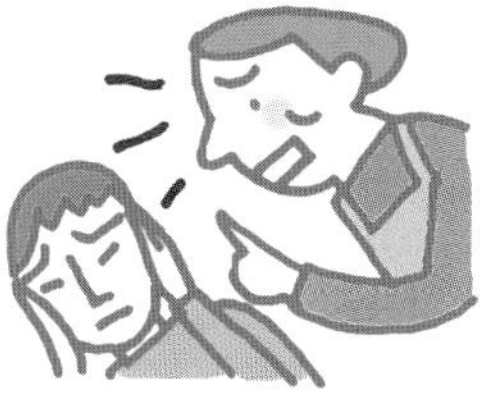

●回復をあせっていませんか？

家族の回復をあせる性急な気持ちは、患者さんにも伝わります。うつ病は一直線にはよくなりません。本人のペースに合わせ、一歩一歩治療を進めていくことが大切です。

●患者さんの話に耳を傾けていますか？

うつ病の患者さんは、話をするのも聞くのもおっくうに感じています。よかれと思って、家族があれこれ話しかけることは、かえって患者さんの負担となります。そのかわり、自分のほうから話そうとしたときは、じっくりと聞いてあげましょう。

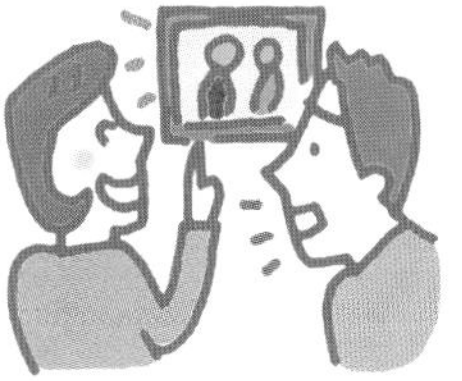

●気をつかいすぎていませんか？

患者さんにはれものにさわるように接したり、急にやさしくなったりすることは、本人に「自分のせいで気をつかわせている」と思わせ、逆効果です。それでは、家族も疲れ果ててしまいます。さりげない心くばりは必要ですが、何よりも「これまでと変わらない、ふつうの態度」で接することが大切です。

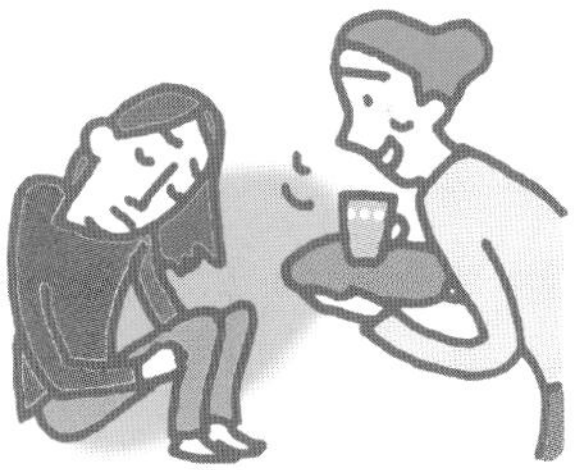

ますます患者さんを追いつめることになるので、やめましょう。

患者さんの話のよい聞き手になる

うつ病の患者さんには、基本的に**「受け身」で接してあげる**ことが大切です。もしも患者さんが重い口を開いて、自分から話そうとしたときには、じっくり話を聞いてあげましょう。何か聞きたいことがあっても、うつ病の患者さんは会話そのものを苦痛に感じている場合があるので、なるべく本人の話を聞くだけにしましょう。もちろん、あまり気をつかいすぎるのもよくありませんので、気になることがあれば、いつものように、自然に話し合うのもよいでしょう。

要は、家族が本人と自然な気持ちで向き合い、その気持ちをしっかりと受け止めてあげることが大切です。

家族の役割②

いってはいけない言葉・かけたい言葉

Point

- ▼「がんばって」「元気を出して」という励ましの言葉は禁句
- ▼患者さんを批判したり責めるような言動や、思いやりのおしつけもNG
- ▼かけてあげたいのは、相手の気持ちを落ち着かせ、不安を取り除く言葉

励ましの言葉は追いつめるだけ

病気のせいで、ぼんやりしていたり、落ち込んでいる患者さんを見ると、家族はつい「がんばって」と声をかけたくなります。

しかし、本人は病気のために**「がんばりたくても、がんばれない」**状態なのです。病気になって、ただでさえ罪悪感で申し訳なく思っているところに、「がんばって」といわれたら、「あなたはがんばりが足りない」と批判されたように感じ、ますます落ち込んでしまいます。

うつ病の患者さんに、**励ましの言葉は禁物**であることを知っておいてください。

ほかに、うつ病の患者さんが絶対にいってほしくないと思っている言葉をあげてみます。

●「元気を出して」

「がんばって」と同じような言葉です。うつ病は元気が出ない病気なのです。患者さんにはつらい言葉です。

●「かわいそう」

患者さんは、「自分は人から同情されるような病気になってしまったのか」とますます落ち込みます。

●「神経が弱いから……」

うつ病は神経が弱いせいでなる病気ではありません。この言葉は、うつ病の患者さんには自分が否定されたように聞こえます。

●「どうしちゃったの？」

どうしたのかと聞かれても答えられないのがうつ病です。どうして自分はこんな病気になってしまったのかと自責の念にかられている患者さんには酷《こく》な言葉です。

●「早くよくなって」

だれよりも早くよくなりたいと思

■ 患者さんにいってはいけない言葉・かけてあげたい言葉

いってはいけない言葉

励ましの言葉

- がんばって
- 元気を出して
- あなたらしくない
- あなたならだいじょうぶ
- すぐに治るよ
- 気を強く持てばだいじょうぶ
- 精神力（気力）で乗りきれ

患者さんを責める言葉

- どうしちゃったの?
- あなたは神経（精神力）が弱いから
- だからダメなんだ
- 怠けているんじゃないか
- あなただけがつらいんじゃない
- しっかりしてくれないと困る
- いつまでグズグズ（ダラダラ）しているんだ
- そんなことでどうする
- 冗談じゃない、こっちの身にもなって
- せっかく○○してあげたのに

不安をあおる言葉

- ちゃんと治るの?
- こんなことでだいじょうぶ?
- どうしたらいいの?
- この先が心配だ

回復をせかす言葉

- 早くよくなって
- いつになったら治るの?

かけてあげたい言葉

共感する言葉

- つらかったでしょう
- 苦しかったんだね
- つらいのによくがまんしたね

休養を促す言葉

- 仕事（家事）のことは心配いらないから、ゆっくり休んで
- もう十分がんばったんだから、しばらく休養しましょう
- 病気なんだから、しっかり休んで治しましょう

回復の希望を持たせる言葉

- 必ずよくなるから心配しないで
- 急がないで（あせらないで）、ゆっくり治そう
- 病気が治れば、もとのようにてきぱきできるようになるから

協力を約束する言葉

- 何かしてほしいことがあったら遠慮なくいって
- どんなときもあなたの味方だから

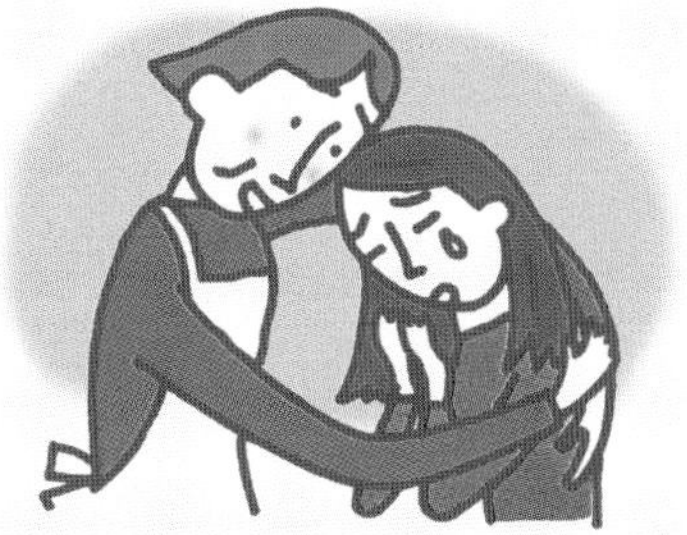

っているのは、ほかならぬ患者さん本人です。しかし、どんなに治りたいと思っても、どうにもならないのがうつ病なのです。

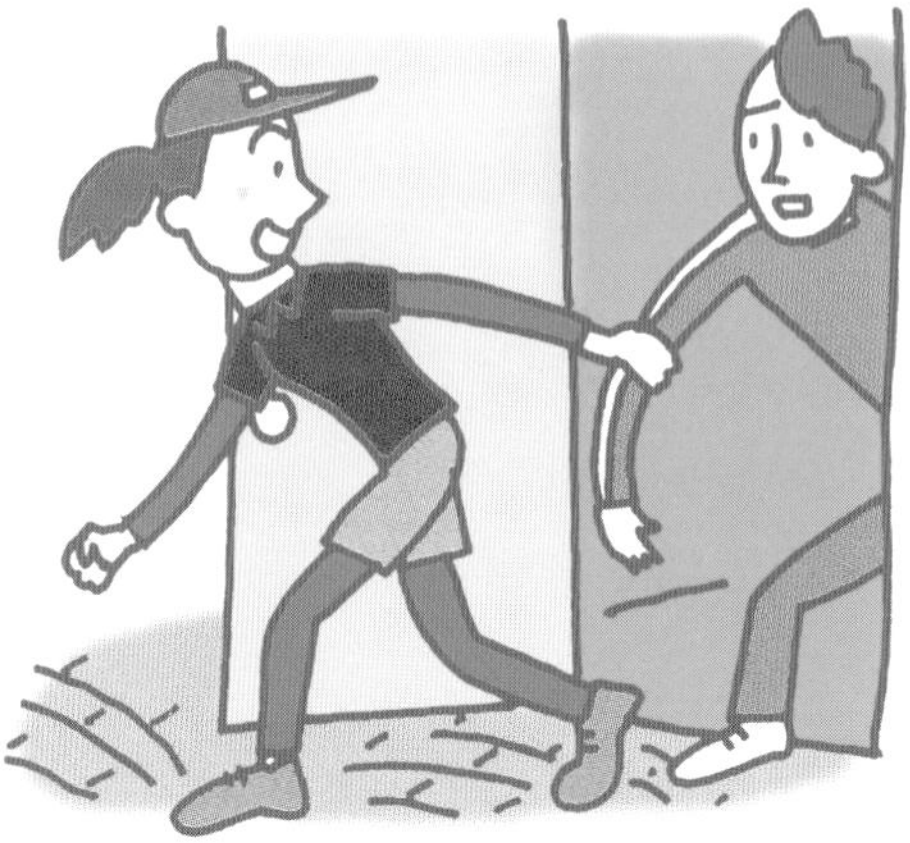

●「だからダメなんだ」

いつまでもよくならない患者さんに対して、ついいってしまいがちな言葉です。「そういう考え方をしているからダメなんだよ」といわれても、患者さんはそういう考え方しかできないのです。そのことを責められても、患者さんにはどうすることもできません。

思いやりの「おしつけ」にも気をつけよう

また、家族が、よかれと思っていろいろ提案することが、患者さんの負担になることが往々にしてあります。

たとえば、家に引きこもっている患者さんに、「気分転換に旅行にでも行ってみたら」とか「少し散歩でもしてみたら」とか、あるいは「映画でもみてきたら」などと、**余計なおせっかいをやきがち**ですが、こうした提案は、本人のためというより、家族自身が、いつも家でごろごろしている患者さんの様子を見かねてというケースが多いので、やめたほうがよいでしょう。

また、いかにも慰めるといった感じの言葉や態度も、本人に「みんなに気をつかわせている」と思わせるだけなので、逆効果となります。

気持ちが楽になる言葉をかける

うつ病の患者さんに接するときは、相手の気持ちを推しはかって、**気持ちが楽になるような言葉**をかけてあげることが大切です。

たとえば、「がんばって」や「元気を出して」ではなく、「つらいでしょうけど、早く治そうとあせらないで」や「いっしょにゆっくり治していけばいいから」といった、相手の気持ちを落ち着かせ、不安を取り除くような言葉をかけてあげましょう。

家族の役割③

日常生活でのサポート

Point

- ▼薬をきちんと飲んでいるかチェックするのも家族の大切な役目
- ▼症状が重い場合には、自殺を防ぐためにもなるべく家族が通院に付き添う
- ▼患者さんが気がねなく休める環境をととのえることが大切

まず家族が病気を正しく理解する

うつ病を治療するためには、患者さん本人はもちろん、家族も病気についての正しい知識を持つことが大切です。

うつ病は専門医による治療が必要であり、決して「怠け」や「わがまま」のせいではないこと、十分な休養と適切な薬物治療が必要であることなどを、家族もきちんと認識しておく必要があります。うつ病という病気について正しく理解することが、家族によるケアの第一歩といえます。

薬の管理は家族の大切な役目

患者さんの中には、薬への不安や不信から、医師の指示通りに薬を飲まない人もいます。

しかし、うつ病の薬は、種類や量、飲みつづける期間など、患者さんによって違います。医師は、患者さんの症状を見きわめながら、薬の種類や量を決めたり変えたりしていきますので、たとえば副作用がつらいからと勝手に薬の量を変えたり、飲むのをやめてしまっては、十分な効果が期待できないだけでなく、かえって病気が悪化し、治療が長引く場合もあります。

家族は、本人が医師の指示通りに薬を飲んでいるかどうかを見守り、もし指示通りに飲んでいないようなら、「薬を飲むと楽になるから」「治すためには薬をきちんと飲むことが必要だから」と、あらためて患者さんに**薬を指示通りに飲むことの重要性**を理解してもらいましょう。

できれば、患者さんの了解を得て、家族が薬を管理し、毎回家族の目の

前で飲む習慣をつけてもらえれば安心です。

　また、薬を飲みはじめたら、症状の変化や副作用の有無など、**家族は患者さんの様子をできるだけこまかく観察し**、もし何か変化があった場合には、メモしておいて、次の診察のときに医師に伝えてください。薬の種類を変えたり、量の増減を決めるときに役立ちます。

通院にはできるだけ付き添う

　初診時には、できれば家族も同席していっしょに医師の説明を受けてほしいと前に述べましたが、その後の通院の際も、症状が回復するまでは、なるべく家族が付き添ってあげることが望ましいでしょう。家族から患者さんの様子を詳しく医師に伝えてもらえば、医師に正確な情報が伝わり、診断に役立ちます。また、医師から今後の治療方針について家族も同時に説明を受けることで、**家族と患者さんがいっしょに治療に取り組むことができます。**

　特に、患者さんの症状がある程度重い場合には、極力付き添うようにしましょう。それには、次のような理由もあります。

①病院の行き帰りでの自殺や事故を防ぐ（自殺は、特に病気になりかけの初期のころと、回復しかけてきたころに多い）。

②抑うつ気分が強いと、患者さんが自分で薬の効果や副作用などについてうまく説明できないことが多い。

③患者さんの様子をいちばん知っている家族が同席していれば、客観的な状態を正確に医師に伝えることができる。

ゆっくり休める環境をつくることが大切

　うつ病の治療には休養が欠かせませんが、うつ病の患者さんはまじめで責任感の強い人が多いので、「休むとほかの人に迷惑をかける」「休むと勉強が遅れる」と会社や学校を休むことに抵抗を感じる人が少なくありません。

　ですから、患者さんが気がねなく休める環境を家族がつくってあげることが大切です。

　また、家事など、家族が手伝えることは、みんなで分担して、少しでも本人の負担を軽くしてあげましょう。

　会社などに「休暇願い」を出すにあたっては、家族は、本人の了解を得た上で、会社の上司などと連絡をとってきちんと理解を得ることが必要です。

　場合によっては、主治医にその話し合いに加わってもらってもよいでしょう。

■休みたがらない患者さんにかけてあげたい言葉

患者さんの気持ち①

いま休んだら、みんなに迷惑がかかる

かけてあげたい言葉

いま無理したら、かえってみんなに迷惑をかけることになるから、まずはしっかり病気を治しましょう

患者さんの気持ち②

自分がいないと仕事に支障が出る

かけてあげたい言葉

いまの状態で職場に行っても、あなたの能力を 100%発揮できないでしょう

患者さんの気持ち③

いま休んだら、仕事に遅れが出てしまう

かけてあげたい言葉

だいじょうぶ。病気さえ治れば、十分に遅れを取り戻せるから

患者さんの気持ち④

休んでいると自分の席がなくなる

かけてあげたい言葉

いまは仕事よりも体のほうが大事でしょう

患者さんの気持ち⑤

長く休んでなんかいられない

かけてあげたい言葉

長期のリフレッシュ休暇を取ったつもりで、ゆっくり休みましょう

家族の役割④

自殺を防ぐ

Point

▼自殺は、うつ病の初期と回復しかけてきたころに多い
▼患者さんが自殺をほのめかしたら、家族の気持ちをはっきり伝える
▼自殺の危険があるときは、患者さんを自殺を実行しやすい環境に置かない

回復しかけてきたころがいちばんあぶない

うつ病の患者さんの家族にとって、もっとも注意しなければならないのが、自殺です。

自殺については、よくいわれるのが、**うつ病になりかけの初期と、回復しかけてきたころに多い**ということです。症状が重いときは、自殺するエネルギーすら失われているので、実は自殺の可能性はそれほどありません。むしろ、病気が少し回復してきて、気力も出てきたころがいちばんあぶないのです。まわりの人にとっては、「ずいぶんよくなっていたのに、なぜ……」という思いと悔いが残ります。

患者からの「SOS」のサインを見逃さない

自殺をする人は、「死にたい」と思う反面、「生きていたい」という相反する思いもあります。そのため、**自殺を考えているときには、周囲に何らかのSOSのサインを出す**といわれます。家族などまわりの人は、患者さんに次のような言動が見られたら、すぐに主治医に相談し、すばやく対応しなければなりません。場合によっては、入院が必要になることもあります。

●自殺をほのめかす

「死にたい」「もう生きていても仕方がない」「自分なんかいないほうがいい」といった、直接自殺をほのめかす言葉はもちろん、「長い間お世話になりました」「あとのことは頼みます」「生きていてもみんなに迷惑をかけるだけ」「自分には将来がない」「どこかへ行ってしまいたい」「生きている意味がない」とい

うように、何となく死を暗示させる言葉を口にした場合も要注意です。

●気分が不安定になる

極端に怒りっぽくなったり、興奮したり、落ち着きがなくなったりします。

●態度の急変

急に大量のお酒を飲んだり、危険行為におよんだり、逆に突然明るくふるまったりします。

●部屋にこもる

部屋に引きこもったまま、家族と顔を合わそうとしなくなります。食事もあまりとらなくなります。

●身辺の整理をする

手紙や写真などの整理をしたり、大事にしていたものを人にあげたりといった行動が見られたら、非常に危険な状態です。

死なないでほしいとはっきり伝える

患者さんに自殺をほのめかすような言動が見られたら、家族は、本人に、**「どうか自殺だけはしないでほしい」「あなたに死なれたら、私たちは悲しい」「私たちにはあなたはかけがえのない人」**という気持ちをはっきり伝えましょう。そして、それを何度もいいましょう。患者さんは、死ぬことを考えていても、頭の片隅では、死に対する恐怖や、残される家族のことを思っているものです。また、死ぬことで頭がいっぱいになっている患者さんが、家族からの「死なないで」というひと言でふっとわれに返ることもあるのです。

自殺しやすい環境に置かない

患者さんが衝動的に自殺をはからないようにするためには、家族は**できるだけ患者さんから目を離さない**ようにすることが大切です。患者さんが通院などで外出するときも、なるべく付き添いましょう。

また、患者さんの部屋には、刃物やロープ類などを置かないようにします。窓から飛び降りるのを防ぐためには、できるだけ部屋を1階にするとか、マンションなどの高層階に住んでいる場合には、ベランダから遠い部屋に移ってもらうなどの配慮が必要です。

ただ、自殺のおそれがあるからといって、家族が四六時中患者さんを見張っているわけにもいきません。もし、患者さんに自殺の兆候が見られたら、すぐに主治医に連絡して指示をあおぐことが大切です。

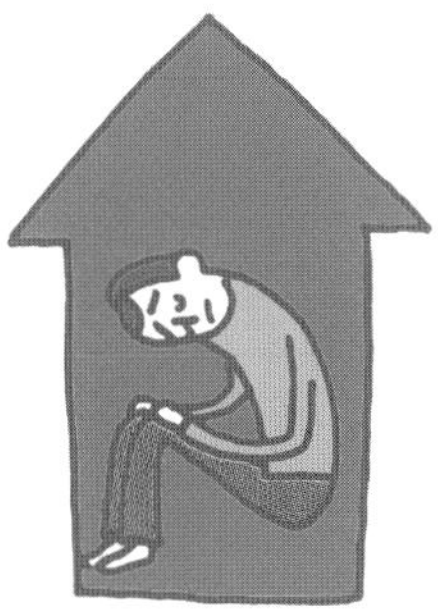

職場との連携

Point

- ▼治療には家族の協力だけでなく、職場の理解と協力が欠かせない
- ▼本人が休みたがらないときは、上司から説得してもらう方法も
- ▼会社と話し合うときには、必ず事前に本人の了解を得ることが大切

治療には職場の理解と協力が欠かせない

うつ病の患者さんが会社に勤めている場合は、長期間休まなければならないので、家族ばかりでなく、職場の人の理解と協力が欠かせません。

ただ、うつ病の患者さんは、まじめで責任感が強い人が多いので、主治医や家族が休養の必要性を説いても、なかなか休もうとしないケースが少なくありません。そのような場合は、上司から「きちんと治すためには、ゆっくり休んだほうがいい」というアドバイスがあると、患者さんは安心して休めます。そのためには、職場の上司や同僚が、うつ病への正しい理解を持っていることが必要です。

必ず事前に本人の了解を得る

ただ、中には、会社にうつ病であることを知られたくないという患者さんもいます。そのようなケースでは、家族から会社の上司に事情を説明してもらう必要がありますが、その場合は、**事前に本人の了解を得ておくことが大切**です。

特に、患者さんが上司や同僚とあまりよい関係でない場合は、いろいろとむずかしい問題が起こってきますので、必ず事前に本人の了解を得ると同時に、できれば話し合いの場に本人と、場合によっては主治医にも同席してもらうとよいでしょう。

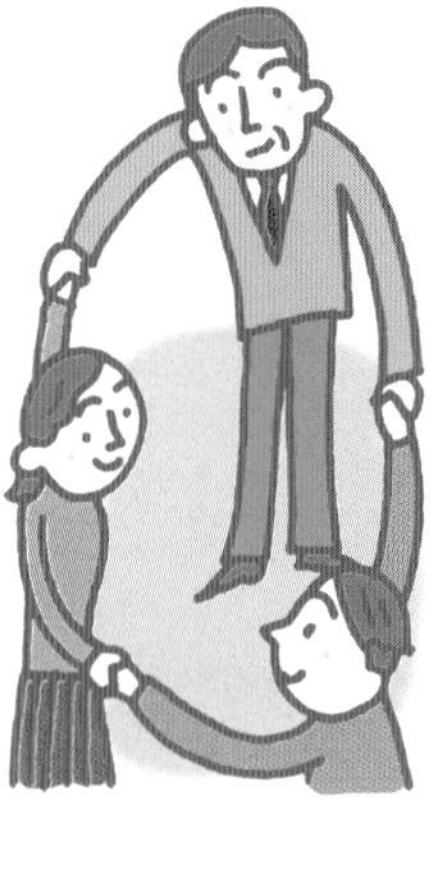

第5章

うつ病はどう治す？

うつ病治療の基本

Point

▼うつ病治療の中心は、抗うつ薬などを使った薬物療法
▼心の問題を解決するには「精神療法」が有効
▼睡眠や運動、食事など、日常生活のリズムをととのえることも重要

治療の中心は薬物療法

うつ病の治療は、薬物による治療と、十分な休養（１１０ページ参照）の二つが大きな柱となります。そして、状況に応じて精神療法が行われます。

中でも、**中心となるのが、抗うつ薬による薬物療法**です。精神疾患の薬と聞くと、「体に悪いのではないか」「脳に悪影響をおよぼすのではないか」と心配したり、「一生飲みつづけなくてはいけないのか」と悲観的になる人もいますが、最近は、副作用の少ないよい薬がいろいろ開発されていますので、医師の処方通りに飲んでいれば心配はいりません。

薬物療法は大きな効果が期待でき、病気が治れば薬を飲む必要はありませんが、症状がよくなっても、再発を防ぐために、一定期間は服用をつづける必要があります。

精神療法も重要な治療法の一つ

うつ病の治療では、薬によって脳の神経の働きを調整する薬物療法が中心となりますが、それとともに重要なのが、精神療法です。

精神療法とは、ひと言でいえば、医師や臨床心理士などの治療者が、言葉や人間関係を通じて患者さんの心に働きかけ、心の不調を改善していこうという治療法です。

精神療法は、多くの心の病気に対して行われますが、病気に応じてさまざまな方法がとられます。患者さんによっては、薬よりも精神療法のほうが高い治療効果を上げるケースもあります。

一般には、**症状が強く出ている急**

■ うつ病治療の３つの柱

薬物療法

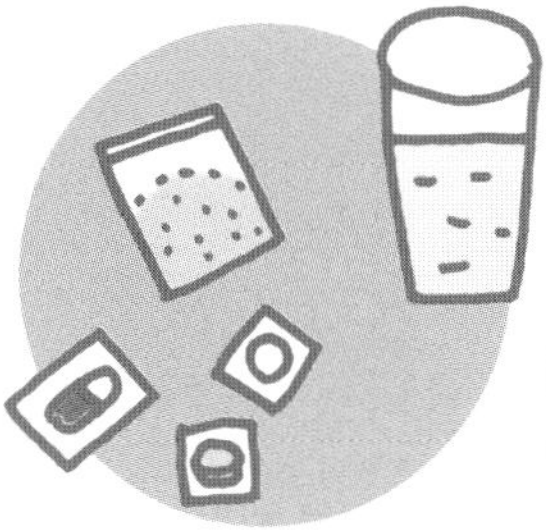

抗うつ薬や抗不安薬などを
使って症状を改善する

休養

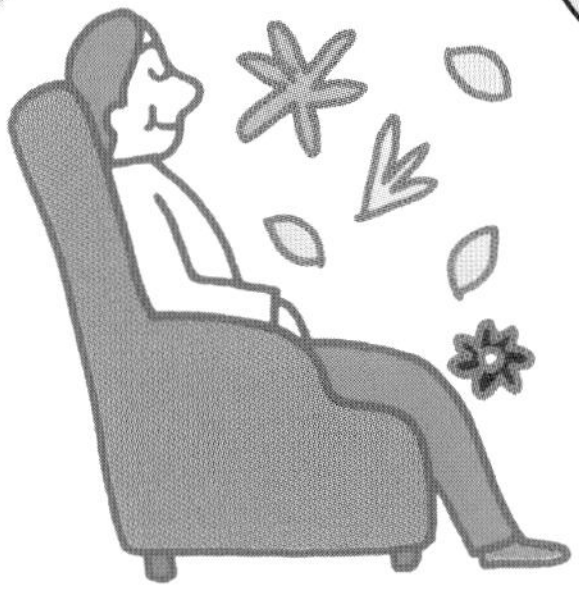

疲れきった心身を十分に休ませ、
エネルギーを回復させる

精神療法

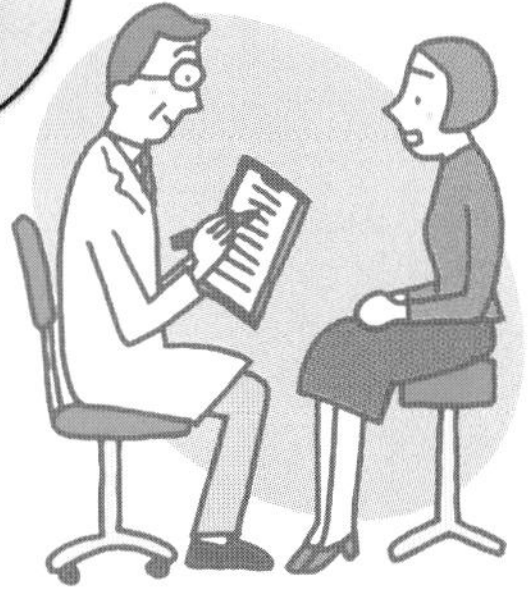

患者さんの心に働きかけ、
心の不調を改善し、かかえ
ている心の苦痛を取り除く

性期は薬物療法で治療を行い、ある程度症状が落ち着いてきたころ（慢性期）から、精神療法を併用していきます。

薬物療法と精神療法は、脳への働き方が違います。患者さんの症状や状態に合わせて、薬物療法と精神療法のよいところを活用するようにすれば、治療効果が高まります。

日常生活のリズムをととのえることも重要

心の病気を治し、再発を防ぐためには、薬物療法や精神療法だけでは十分とはいえません。ストレスの多い生活、不規則な睡眠、運動不足、栄養バランスの悪い食事など、乱れた生活は心の安定にも悪い影響をおよぼすので、薬物療法や精神療法に加え、生活のリズムをととのえるための生活指導も欠かせません。

薬物療法①

抗うつ薬

Point

- ▼抗うつ薬は抑うつ症状をやわらげる薬で、うつ病の第一選択薬
- ▼最近は副作用の少ないSSRIとSNRIが主に使われている
- ▼NaSSAは効果が速くあらわれて持続する

薬物療法の中心となる薬

抗うつ薬は、主に抑うつ症状を緩《かん》和《わ》する薬で、うつ病の第一選択薬として用いられています。

現在、日本での使用が認められている抗うつ薬には、次のようなものがあります。

●三環系抗うつ薬

１９５０年代に登場したもっとも歴史の古い抗うつ薬で、第一世代の抗うつ薬と呼ばれています。その化学構造式に3つの環があることからこの名前がついています。

三環《さんかん》系抗うつ薬は、神経伝達物質のセロトニンとノルアドレナリンの働きを高める作用があります。

しかし、同時に、副交感神経に関係するアセチルコリン（神経伝達物質の一つ）の働きを抑制し、**「抗コリン作用」**を引き起こします。アセチルコリンの働きが低下すると、のちに述べるようなさまざまな副作用があらわれます。

三環系抗うつ薬は、効果があらわれるまでに1～2週間かかるのと、逆に副作用は服用後すぐに出てくるという欠点があります。にもかかわらず、いまだに治療薬としてよく用いられているのは、**うつ病の改善率が70～80％と非常に高い**ことが理由にあげられます。特に、中等度のうつ病に対してもっともよく効くとされています。また、**意欲や気分を高めたり、焦燥感をしずめる作用**もあります。

主な三環系抗うつ薬には、**イミプラミン**（商品名：トフラニール）、**クロミプラミン**（商品名：アナフラニール）、**アミトリプチリン**（商品名

名：トリプタノール）などがあります。

★主な副作用

口が渇《かわ》く…もっともよく見られる副作用の一つです。やがて解消しますが、お茶や水などを多くとれば楽になります。

便秘…これも比較的よくあらわれる副作用です。必要に応じて便秘薬を併用します。

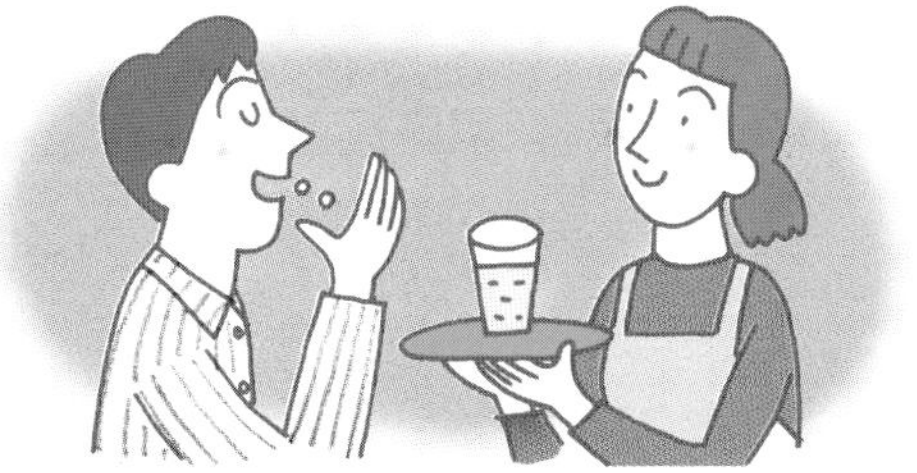

排尿障害…中高年以上の男性、もともと前立腺肥大がある人によく見られます。状態によって、薬の量を調節したり、ほかの薬に変えたりします。

かすみ目…目がかすむことがあるので、視力が悪くなったかと思うことがありますが、薬をやめれば治ります。眼圧《がんあつ》が上がることがあるので、緑内障のある人は使えません。

めまい・立ちくらみ…急に立ち上がったり、起き上がったりしたときにクラクラとします。対策としては、ゆっくり立ったり起き上がったりすることで防ぐことができます。高齢者の場合は、転倒に気をつける必要があります。

だるさ・眠気…もともとうつ病自体が体がだるく感じられるものですが、その感じが薬によっていっそう強くなることがあります。たいていは、

MEMO

抗コリン作用

自律神経には、心臓を動かしたり、内臓の働きを活発にする「交感神経」と、逆に抑制する「副交感神経」とがあります。自律神経の働きは、この二つのバランスによって調整され、人体のリズムがコントロールされています。

興奮すると、副交感神経の末端からアセチルコリンという神経伝達物質が分泌されますが、抗うつ薬にはそのアセチルコリンの働きを抑制する働きがあります。

アセチルコリンによって調整されている副交感神経の働き、たとえば腸の運動や唾液《だえき》の分泌などを、抗うつ薬が抑制するために、便秘や口の渇き、眠気や注意力の低下、かすみ目、頻脈などが起こります。この作用を「抗コリン作用」といいます。

■抗うつ薬治療の原則

●単剤《たんざい》治療

●十分な用量を使用する

●十分な期間（４～８週）使用する

●寛解《かんかい》の獲得・維持を目標とする

●開始する場合は漸増《ぜんぞう》（副作用の予防のため、少しずつふやしていく）

●中止する場合は漸減《ぜんげん》（中断症候群の予防のため、少しずつ減らしていく）

（菊地俊暁．渡邊衡一郎．気分障害〈大うつ病性障害,双極性障害〉の治療について．医薬ジャーナル，44：87-95,2008，より一部改変）

服薬しているうちにおさまってきます。

動悸・頻脈…心臓に直接作用し、拍《はく》動《どう》数を増すという副作用があり、不整脈や動悸を起こすことがあります。そのため、心臓に障害がある人は使えません。

そのほか…食欲亢進や体重増加、せん妄《もう》（高齢者の場合）といった副作用が見られることもあります。

こうした副作用が出るか出ないかについては個人差があります。あまりにも副作用が強い場合には、主治医に相談しましょう。

●四環系抗うつ薬

三環系抗うつ薬の欠点である副作用をなるべく少なくするために開発された第二世代の抗うつ薬で、「四《よん》環《かん》系」とは化学構造式に4つの環があることに由来しています。

治療効果は三環系抗うつ薬よりも弱いとされますが、三環系よりも副作用が軽いので、継続して飲みやすいという特徴があります。

次に述べるＳＳＲＩが登場するまではよく使われた薬ですが、**最近はあまり使われなくなりました。**

★主な副作用

口の渇きや便秘などの副作用は軽くなった一方で、薬疹《やくしん》（薬剤アレルギー）や眠気といった副作用が出ることがあります。

●ＳＳＲＩ

海外では１９８０年代から使われていましたが、日本では１９９９年に認可が下りた第三世代の抗うつ薬です。

ＳＳＲＩとは、「選択的セロトニン再取り込み阻害薬」のことで、選択的にセロトニンだけに作用し、再取り込みを阻害する薬です。

そのため、アセチルコリンには影

響がなく、**抗コリン作用による副作用が少ない**のが特徴です。

また、依存性の心配もないため、十分な量を安心して投与することができます。患者さんにとっては飲みやすい薬です。

さらに、うつ病以外に、**パニック障害や強迫性障害などの不安障害、神経性過食症などほかの心の病気にも効果がある**という特徴もあります。

ただし、重いうつ病にはあまり効果が期待できません。

効果があらわれるまでに2〜4週間かかり、人によっては8〜12週間と長い期間かかることがあります。そのため、即効性のある抗不安薬を併用するのが一般的です。

主なＳＳＲＩには、**フルボキサミン（商品名：ルボックス、デプロメール）**、**パロキセチン（商品名：パキシル）**、**セルトラリン（商品名：ジェイゾロフト）**があります。

★主な副作用

口やのどの渇き、立ちくらみなどのきつい副作用はなく、また心臓に対する負担も少ないという特徴がある反面、吐き気や嘔吐、悪心《おしん》、胃部不快感などの消化器症状が出ることがあります。

また、服用の初期に、不安や焦燥感、不眠などがあらわれることがあります。

そのほか、ＳＳＲＩは長く体にとどまるため、ほかの薬に影響をあたえやすく、**併用薬には注意する必要があります**。抗不安薬や抗精神病薬の一部の作用が強く出てしまったり、テオフィリンというぜんそくの薬が効きにくくなったりすることがあります。さらに、性欲減退や勃起《ぼっき》不全などの性機能障害などが見られることもありますが、頻度はそれほど高くありません。

●ＳＮＲＩ

ＳＮＲＩは、「セロトニン・ノルアドレナリン再取り込み阻害薬」ともいい、２０００年に発売された第四世代の抗うつ薬です。

ＳＳＲＩがセロトニンにのみ作用するのに対して、ＳＮＲＩはセロトニンとノルアドレナリンの両方に作用するので、より高い効果が期待でき、また薬の効きはじめが早いという特徴があります。

ＳＳＲＩと同様に、抗コリン作用による副作用も少なく、依存性もないので、広く使われるようになりました。ＳＳＲＩよりも意欲を高める効果も期待されています。

また、ほかの薬との飲み合わせもそれほど心配ないとされています。患者さんには飲みやすく、つづけやすい薬です。

主なＳＮＲＩには、**ミルナシプラ**

ン（商品名：トレドミン）、**デュロキセチン（商品名：サインバルタ）**、**ベンラファキシン（商品名：イフェクサーＳＲ）**があります。

★主な副作用

副作用が少ない薬ですが、飲みはじめに吐き気や頭痛、倦怠感などが出ることがあります。また、排尿障害を起こすことがあるので、前立腺肥大のある男性に使う場合には注意が必要です。そのほか、脈拍《みゃくはく》が増加したり、血圧に影響をあたえることがあるので、高血圧の人には使えません。

●NaSSA

ＮａＳＳＡ《ナッサ》は「ノルアドレナリン作動性・特異的セロトニン作動性抗うつ薬」といい、２００９年に認可された抗うつ薬です。

ＮａＳＳＡは、ＳＳＲＩやＳＮＲＩとは作用の仕方が異なり、神経伝達物質の再取り込みを阻害するのではなく、ノルアドレナリンやセロトニンの作用そのものを増強させる働きがあります。

ＮａＳＳＡは日本での臨床試験で、投与開始後、１週間目から高い効果があらわれ、52週までの長期にわたって効果が維持されることが確認されています。

ＮａＳＳＡは、従来の抗うつ薬にくらべて、**効果があらわれるのが速く、効果が長く持続する**抗うつ薬として期待されています。

現在、ＮａＳＳＡとして承認されているのは**ミルタザピン（商品名：リフレックス、レメロン）**です。

★主な副作用

倦怠《けんたい》感、眠気、体重増加などがあげられます。

●そのほかの抗うつ薬

●ボルチオキセチン（商品名：トリンテリックス）…２０１９年に発売された「セロトニン再取り込み阻害・セロトニン受容体調整薬」で、うつ（抑うつ）などの病態に深くかかわる神経伝達物質（セロトニンなど）の脳内での働きを改善することで抗うつ作用をあらわします。

●スルピリド（商品名：ドグマチール）…もともとは胃潰瘍の薬として開発された薬ですが、抗うつ作用があり、副作用が少ないので、高齢者のうつ病や軽症のうつ病に対して、単独、もしくはほかの抗うつ薬や抗不安薬などとの併用で使われることがあります。ただし、効果はそれほど強くありません。薬の種類としてはベンザミド系の抗精神病薬に分類されます。

●トラゾドン（商品名：レスリン、デジレル）…抗うつ作用はそれほど強くありませんが、抗不安効果、催眠効果もあわせ持っています。

■現在用いられている主な「抗うつ薬」

2021年１月現在

分類	一般名	商品名	効果・副作用
三環系抗うつ薬	イミプラミン	●トフラニール	●気分を高揚させる効果がある。 ●パニック障害、強迫性障害にも有効。 ※抗コリン作用が出やすい。
	クロミプラミン	●アナフラニール	●速効性がある。 ●パニック障害、強迫性障害にも有効。
	トリミプラミン	●スルモンチール	●鎮静・催眠作用が強く、不安軽減作用がある。
	アミトリプチリン	●トリプタノール	●鎮静作用が強く、不安・焦燥や希死念慮が強い場合に有効。 ※抗コリン作用が強い。
	ノルトリプチリン	●ノリトレン	●鎮静作用が強く、精神運動抑制にも有効。 ●意欲を出させる効果。
	ロフェプラミン	●アンプリット	●気分を高揚させる効果がある。 ●抗コリン作用が少ない。
	アモキサピン	●アモキサン	●速効性がある。　●意欲を出させる効果。 ●抗コリン作用が少ない。
	ドスレピン	●プロチアデン	●自律神経系の副作用が少ない。 ●軽いうつに効果的。
四環系抗うつ薬	マプロチリン	●ルジオミール	●催眠効果がある。　●軽いうつに効果的。 ●抗コリン作用が少ない。 ※けいれん発作、発疹に注意。
	セチプチリン	●テシプール	●抗コリン作用が少なく、心血管系への影響も少ない。 ●「仮面うつ」、および長期化に効果的。
SSRI	フルボキサミン	●ルボックス ●デプロメール	●抗不安作用がある。 ●強迫性障害にも適応が認められている。 ※薬物相互作用に注意。
	パロキセチン	●パキシル	●抗不安作用がある。 ●パニック障害にも適応が認められている。 ※中断症候群に注意。
	セルトラリン	●ジェイゾロフト	●薬物相互作用、中断症候群ともに少なく、使いやすい。
	エスシタロプラム	●レクサプロ	●抗うつ効果が高い。 ※心疾患患者には投与を控える。
SNRI	ミルナシプラン	●トレドミン	●効果は三環系抗うつ薬と同等で、副作用が少ない。 ●意欲や気力を改善させる効果にすぐれている。 ※便秘や尿閉に注意。
	デュロキセチン	●サインバルタ	●用量調節しやすい。 ※投与初期の胃腸症状や不眠に注意。 ※肝障害患者への投与は控える。
	ベンラファキシン	●イフェクサー SR	●意欲や気力を高める効果がある。 ●徐放カプセルなので１日１回の服用で済む。 ●口渇や便秘などの副作用が少ない。
NaSSA	ミルタザピン	●リフレックス ●レメロン	●安定した抗うつ効果。 ●効き目が速く、胃腸症状や性機能障害が少ない。 ※体重増加と眠気、めまいに注意。
その他	ボルチオキセチン	●トリンテリックス	●セロトニン再取り込みを阻害し、セロトニン受容体を調節することで、脳内の神経伝達をスムーズにする。
	スルピリド	●ドグマチール	●妄想をともなううつに効果。 ●鎮静作用は弱く、副作用は少ない。 ※けいれん、遅発性ジスキネジア、パーキンソン症状に注意。 ※女性の場合は高プロラクチン血症（月経異常など）に注意。
	トラゾドン	●レスリン ●デジレル	●不安軽減に効果的。　●軽いうつに有効。 ※抗うつ効果はあまり強くない。

薬物療法②

抗不安薬

Point

- ▼抗不安薬は不安や緊張をやわらげる薬で、抗うつ薬より効き目が速い
- ▼抗不安薬にはいろいろな種類があり、症状に合わせて使われる
- ▼抗不安薬を長く使うと依存性が生じるので、徐々に減薬する

即効性のある抗不安薬

抗不安薬は、その名の通り、不安感を抑える薬です。一般には、「精神安定剤」と呼ばれるものです。

抗不安薬は、重い副作用がないため、うつ病以外でも、パニック障害や強迫性障害など、不安をともなうほかの心の病気にも幅広く使われています。

また、抗うつ薬よりも効き目が速いので、抗うつ薬が効いてくるまでの期間、不安感や焦燥感などを抑えるのに有効です。

抗不安薬は、効果の強いものから比較的軽いもの、薬の効いている時間も長いものから短いものまでいろいろあり、その人の状態に合わせて処方されます。

主流はベンゾジアゼピン系の抗不安薬

現在使われている抗不安薬の大部分は、「ベンゾジアゼピン系」の抗不安薬です。ベンゾジアゼピン系の抗不安薬には、神経の興奮をしずめる神経伝達物質ＧＡＢＡ《ギャバ》の活性を高め、不安や緊張感をやわらげる働きがあります。

主なベンゾジアゼピン系の抗不安薬には、**ロフラゼプ酸エチル（商品名：メイラックス）**、**アルプラゾラム（商品名：コンスタン、ソラナックス）**、**ロラゼパム（商品名：ワイパックス）**などがあります。

抗不安薬の問題は依存性があること

ベンゾジアゼピン系の薬は、効果が速くあらわれる反面、倦怠感やふらつき、眠気、集中力の低下や記憶

■現在用いられている主な「抗不安薬」

2021年1月現在

	一般名（商品名）	作用強度	作用時間
A　ベンゾジアゼピン受容体作動性			
短時間作用型（6時間以内）	トフィソパム（グランダキシン）※1	弱	短
	クロチアゼパム（リーゼ）	弱	
	エチゾラム（デパス）	中	
中間型（12～24時間以内）	アルプラゾラム（コンスタン、ソラナックス）	中	
	ロラゼパム（ワイパックス）	強	
	ブロマゼパム（レキソタン）	強	
長時間作用型（24時間以上）	オキサゾラム（セレナール）	弱	
	メダゼパム（レスミット）	弱	
	クロルジアゼポキシド（バランス、コントール）	弱	
	フルジアゼパム（エリスパン）	中	
	メキサゾラム（メレックス）	中	
	クロキサゾラム（セパゾン）	強	
	ジアゼパム（セルシン、ホリゾン）	中	
	クロナゼパム（リボトリール、ランドセン）※2	強	
超長時間作用型（90時間以上）	ロフラゼプ酸エチル（メイラックス）	中	
	フルトプラゼパム（レスタス）	強	超長
B　セロトニン作動性			
	タンドスピロンクエン酸塩（セディール）	弱	短

※1…自律神経調整薬　※2…抗てんかん薬

（『今日の治療薬　2020』南江堂　より一部改変）

力の低下などの副作用があります。

しかし、ベンゾジアゼピン系の薬でいちばん問題となるのは、依存性が生じやすいという点です。

通常は、症状が改善されれば、早めに服用を中止しますが、ベンゾジアゼピン系の薬の場合は、急にやめると、再発したり、離脱《りだつ》症状（禁断症状）が出やすいため、勝手に服用を中止することは厳禁です。

薬を減らす場合は、医師の指示に従って、ゆっくりと時間をかけて減薬していくことが大切です。

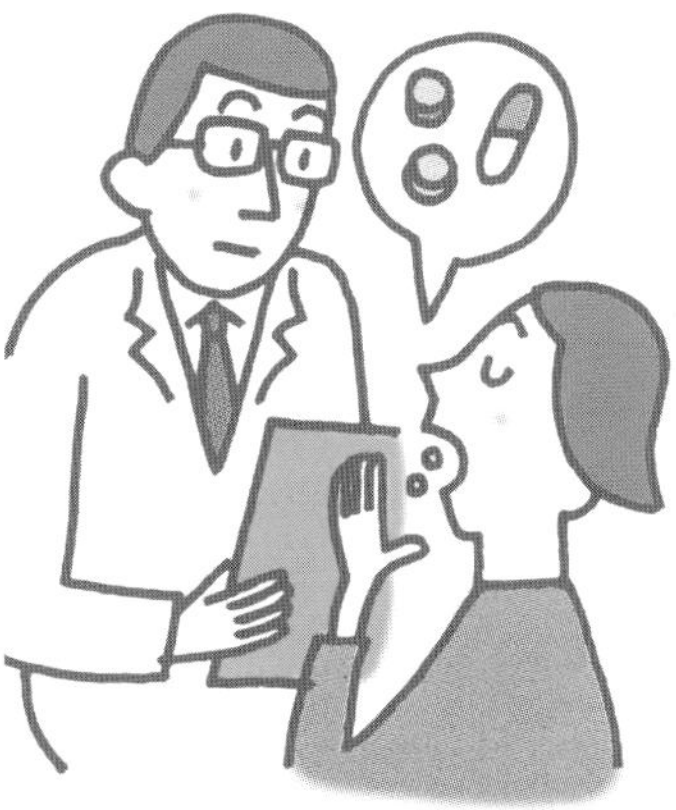

薬物療法③

睡眠薬・気分安定薬・抗精神病薬

Point

▼不眠には比較的安全なベンゾジアゼピン系の睡眠薬が使われる
▼気分安定薬を抗うつ薬とともに用いると抗うつ効果が高まる
▼抗精神病薬には幻覚や妄想などの症状を抑える効果がある

さまざまな向精神薬

うつ病の薬物療法では、抗うつ薬が中心となります。しかし、実際には抗うつ薬だけで治療をすることはまれで、患者さんの症状に応じて、ほかのさまざまな薬を併用して治療を行っていきます。

心の病気の治療に使われる薬を総称して「向《こう》精神薬」といいます。向精神薬には、抗うつ薬をはじめ、抗不安薬、睡眠薬、気分安定薬（気分調整薬）、抗精神病薬（強力精神安定剤）、抗てんかん薬（抗けいれん薬）、抗躁薬、中枢刺激薬などがあります。

●睡眠薬

うつ病では、不眠になることが多いので、まず睡眠をしっかりとってもらうために睡眠薬がよく使われます。睡眠薬というと依存性を心配する人がいますが、現在は強い依存性のあるバルビツール酸系のものではなく、ベンゾジアゼピン系の睡眠薬が使われますので、それほど心配はありません。

睡眠薬には、数時間だけの効果しかない「超短時間作用型」から「短時間作用型」、ある程度長い時間作用のつづく「中間型」「長時間作用型」まであり、症状に合わせて使い分けます。うつ病のように、夜中や早朝に目が覚める中途覚醒や早朝覚醒には、作用時間が比較的長い「中間型」や「長時間作用型」などがよく用いられます。

ただし、長時間作用型の場合、翌日まで睡眠薬の効果で、眠気やふらつきなどの「持ち越し」効果が起こることもあるので、あまりひどい場

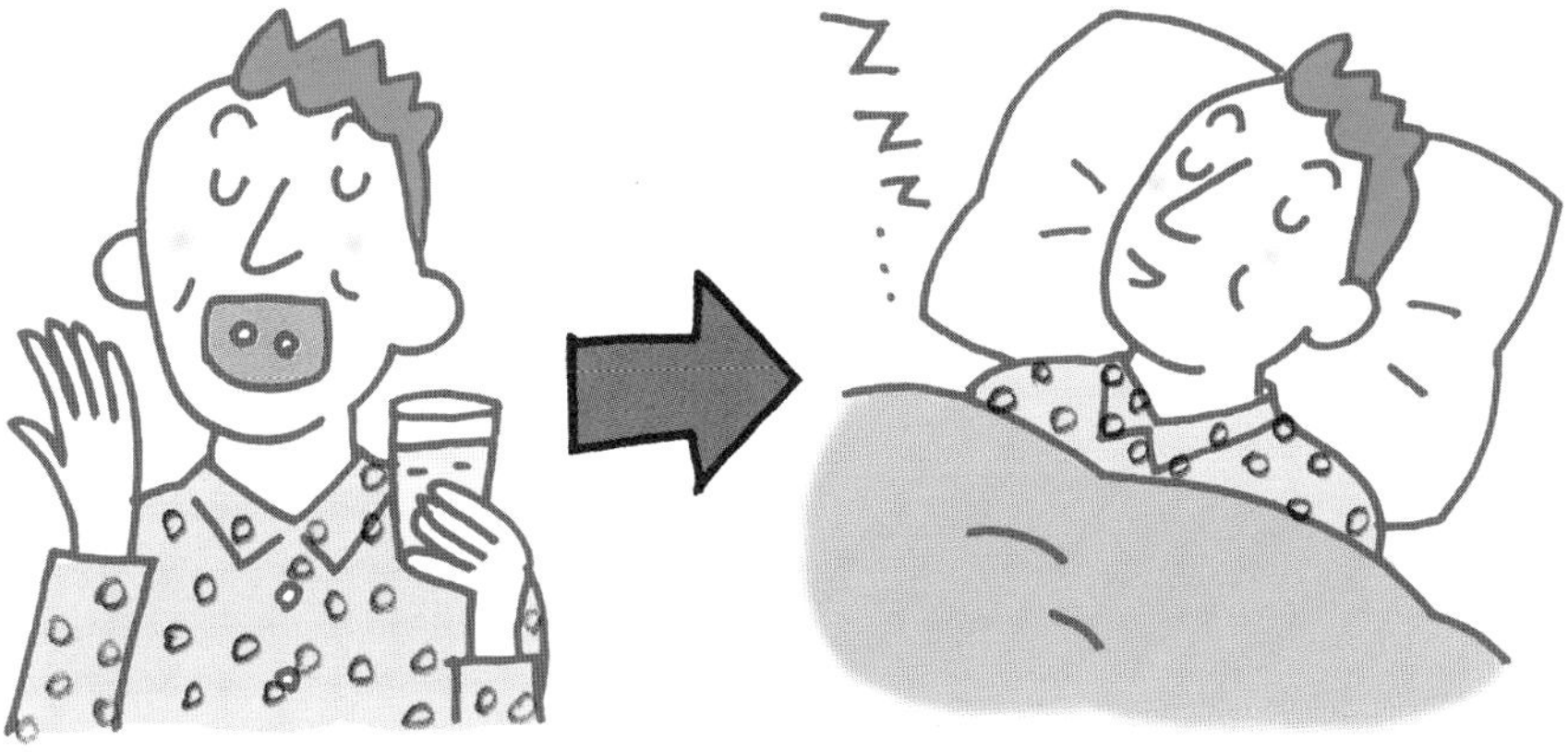

合には主治医に相談しましょう。

また、睡眠薬には、やはり軽い依存性があるため、急にやめると不眠になったりイライラ感がつのることがあります。やめるタイミングについても医師とよく相談することが大切です。

主な「中間型」の睡眠薬には、**フルニトラゼパム（商品名：サイレース）**、**ニトラゼパム（商品名：ベンザリン、ネルボン）**、**エスタゾラム（商品名：ユーロジン）**などが、また「長時間作用型」には、**クアゼパム（商品名：ドラール）**、**フルラゼパム（商品名：ダルメート）**などがあります。

睡眠薬としては、ほかに、メラトニン受容体作動薬の**ラメルテオン（商品名：ロゼレム）**や、オレキシン受容体拮抗薬の**スボレキサント（商品名：ベルソムラ）**、**レンボレキサント（商品名：デエビゴ）**などもあります。

●気分安定薬（気分調整薬）

気分の波を抑える薬で、抗うつ薬と併用することで抗うつ効果を高めることができます。気分安定薬には、次のような種類があります。

●リチウム（商品名：リーマス）

リチウムは、もともと躁《そう》病、躁状態の治療薬ですが、三環系の抗うつ薬やＳＳＲＩでもなかなか効果が出なかったような場合、抗うつ薬とともに併用すると抗うつ効果が高まります。また、リチウムには、衝動性を抑える働きがあるため、**自殺を予防する効果**もあります。

ただし、多量に用いると、「リチウム中毒」を起こし、手のふるえ、吐き気、めまい、言葉のもつれ、意識障害、発熱、発汗、下痢などの症状があらわれることがありますので、血中の濃度を調べながら投与されます。そのほか、口の渇《かわ》き、食欲不振、脱力・倦怠感などの副作用が出ることがあります。

●バルプロ酸（商品名：デパケン）

バルプロ酸は、本来はてんかんの薬ですが、躁状態の改善薬として、また予防薬として高い有効性が認められています。気分安定薬の中でももっとも効果的で、幅広く使われている薬です。

バルプロ酸は、多めの量を使ったほうがより効果があるとされます。躁状態のときは少し多く、維持療法では少なくする、といった使い方もできます。

副作用としては、吐き気、眠気、食欲不振（食欲亢進《こうしん》）、脱毛、頻尿《ひんにょう》などがあらわれることがあります。

●カルバマゼピン（商品名：テグレトール）

もともとは、てんかんの患者さんに用いられる抗けいれん薬ですが、躁状態の改善のほか、不安や緊張、興奮状態をしずめる効果があります。

リチウムと同じように、抗うつ薬の増強剤として使われ、特に慢性のうつ病や身体症状のあるうつ病に効果があるとされます。

ただし、まれに重い皮膚症状（スティーブンス・ジョンソン症候群）が出ることがあり、リチウムやバルプロ酸ほど使われていません。

●ラモトリギン（商品名：ラミクタール）

これもてんかんの薬ですが、２０１１年から双極性障害（躁うつ病）の治療にも使われるようになった気分安定薬です。ラモトリギンには、うつ病の再発を遅らせる予防効果があるといわれます。

副作用として注意を要するのが、スティーブンス・ジョンソン症候群です。全身の発疹ではじまり、放置すると肝臓や脾臓がはれ、場合によっては生命をおびやかすほど重篤になります。カルバマゼピンより頻度が高いので、副作用のチェックが重要です。そのため、少量から服用をはじめ、ゆっくり増量します。

●抗精神病薬

抗精神病薬というのは、強力精神安定剤、あるいはメジャートランキライザーなどとも呼ばれ、幻覚や妄想などの症状を抑える働きがある薬です。一般に、抗精神病薬は軽症のうつ病の場合には使われません。この薬が必要になるのは、次のようなケースです。

①焦燥感や不安感が強く、抗うつ薬や抗不安薬では効果があまり得られない場合
②不眠が強い場合
③妄想をともなう場合

④難治性のうつ病の場合

うつ病の治療に使われる抗精神病薬には、**ペルフェナジン（商品名：ピーゼットシー、トリラホン）**、**クロルプロマジン（商品名：ウインタミン、コントミン）**、**レボメプロマジン（商品名：ヒルナミン、レボトミン）**、**クロカプラミン（商品名：クロフェクトン）**などがあります。

また、新しいタイプとして最近注目されているのが、**「非定型抗精神病薬」**といわれる薬です。本来は統合失調症の治療薬ですが、難治性うつ病や再発をくり返すうつ病にも有効で、幅広い適応がある点が特徴です。

非定型抗精神病薬には、**リスペリドン（商品名：リスパダール）**、**ペロスピロン（ルーラン）**、**オランザピン（商品名：ジプレキサ）**、**クエチアピン（商品名：セロクエル）**、**アリピプラゾール（商品名：エビリファイ）**などがあります。

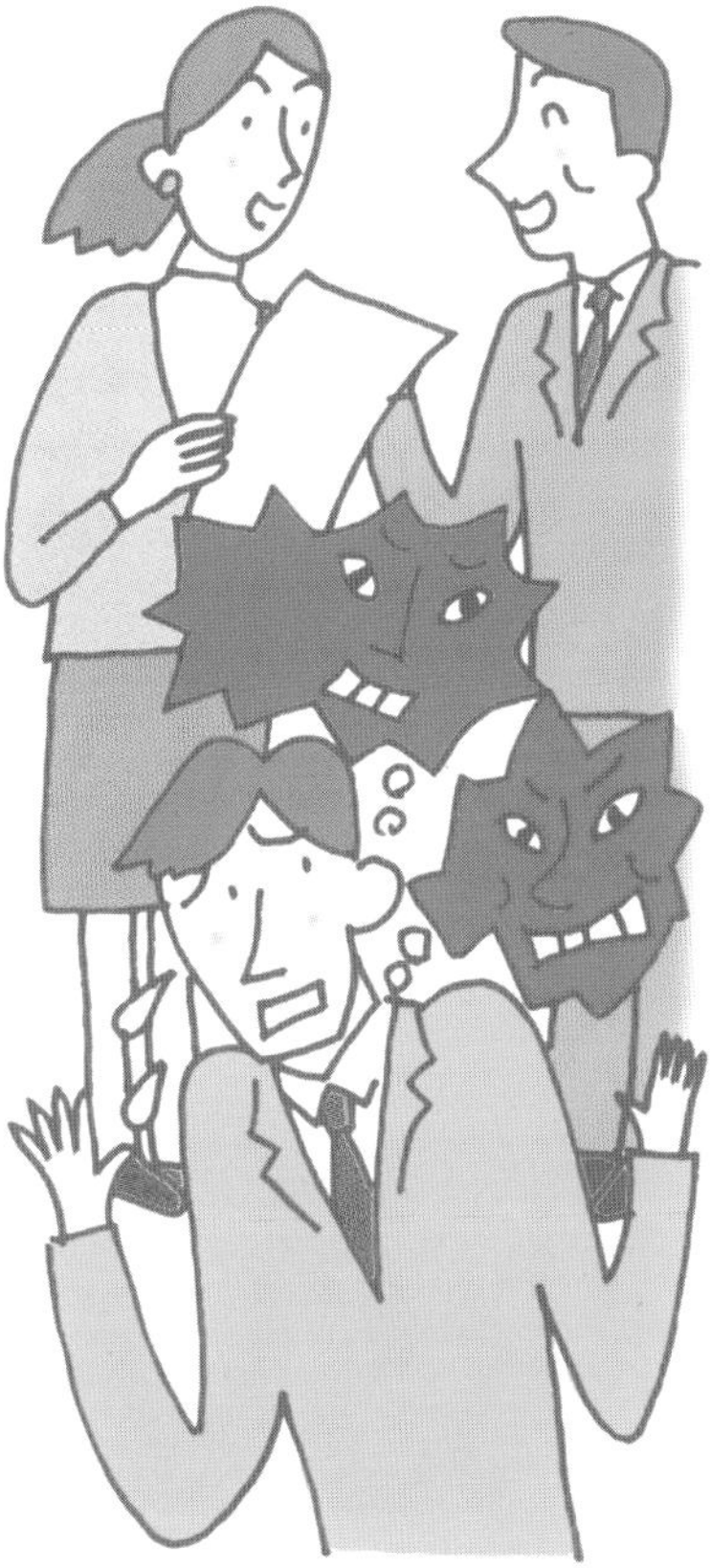

MEMO

スティーブンス・ジョンソン症候群

スティーブンス・ジョンソン症候群（SJS）は、皮膚や粘膜、目などに症状が出る皮膚疾患です。原因は、薬物、ウイルスなどの感染、放射線療法、太陽光線などの物理的刺激などによって起こるアレルギー性の皮膚反応と考えられています。中でも薬物が原因となる場合が多いといわれます。薬物の場合、多くは服用してから2週間以内に発症しますが、数日以内、あるいは1カ月以上たってから起こることもあります。

症状としては、高熱（38度以上）をともない、発疹・発赤、やけどのような水ぶくれなどの激しい症状が、比較的短期間に全身の皮膚、口、目の粘膜にあらわれ、放置すると急速に悪化します。こうした症状があらわれたら、ただちに医師に連絡することが大切です。

薬物療法④

薬物による治療の基本方針

Point

▼抗うつ薬は最初から十分な量を使い、早くうつ症状を改善させることが重要

▼初期の抗うつ薬投与は、1種類の抗うつ薬を使う「単剤処方」が原則

▼ケースによっては睡眠薬や抗不安薬を補助的に併用する場合もある

初期の抗うつ薬は「単剤処方」が原則

うつ病の初期の治療方針としては、軽症あるいは中等症のうつ病の場合、第一選択薬は抗うつ薬のＳＳＲＩ、またはＳＮＲＩとなります。ただし、以前に治療を受けたときに効果が認められた三環系または四環系の抗うつ薬があれば、それを第一選択薬として使う場合もあります。

抗うつ薬の投与にあたっては、多少の副作用があっても、**はじめから十分な量を使い、早くうつ症状を改善させることが重要**です。うつ病は、不安、不眠、食欲不振、全身倦怠感などさまざまな症状があらわれますが、中核のうつ症状が改善すれば、それらの諸症状も軽減されます。

また、初診の段階から数種類以上の薬を出さないことも大切です。

はじめから複数の薬を出しては、どの薬が効いて、どの薬が副作用を生じさせているのか特定できなくなるので、**初期の抗うつ薬投与は「単剤処方」が原則**です。日本ではまだ根拠のない多剤併用が見られますが、治療効果や副作用のおそれといった面からも問題です。

ただし、「どうしても眠れない」というケースでは睡眠薬を加えることもあります。また、治療経過中に患者さんが不安を訴えるようなとき、ベンゾジアゼピン系の抗不安薬を併用する場合もありますが、**はじめから安易に、「抗うつ薬＋〈睡眠薬＋抗不安薬〉」というセットで処方するのは避けるべき**でしょう。

それでも症状が改善しない場合には、同じ薬を増量して経過を見るか、あるいは薬の種類を変更して効果を検証しながら治療していきます。

■大うつ病（軽症・中等症）の治療方針（改訂版）

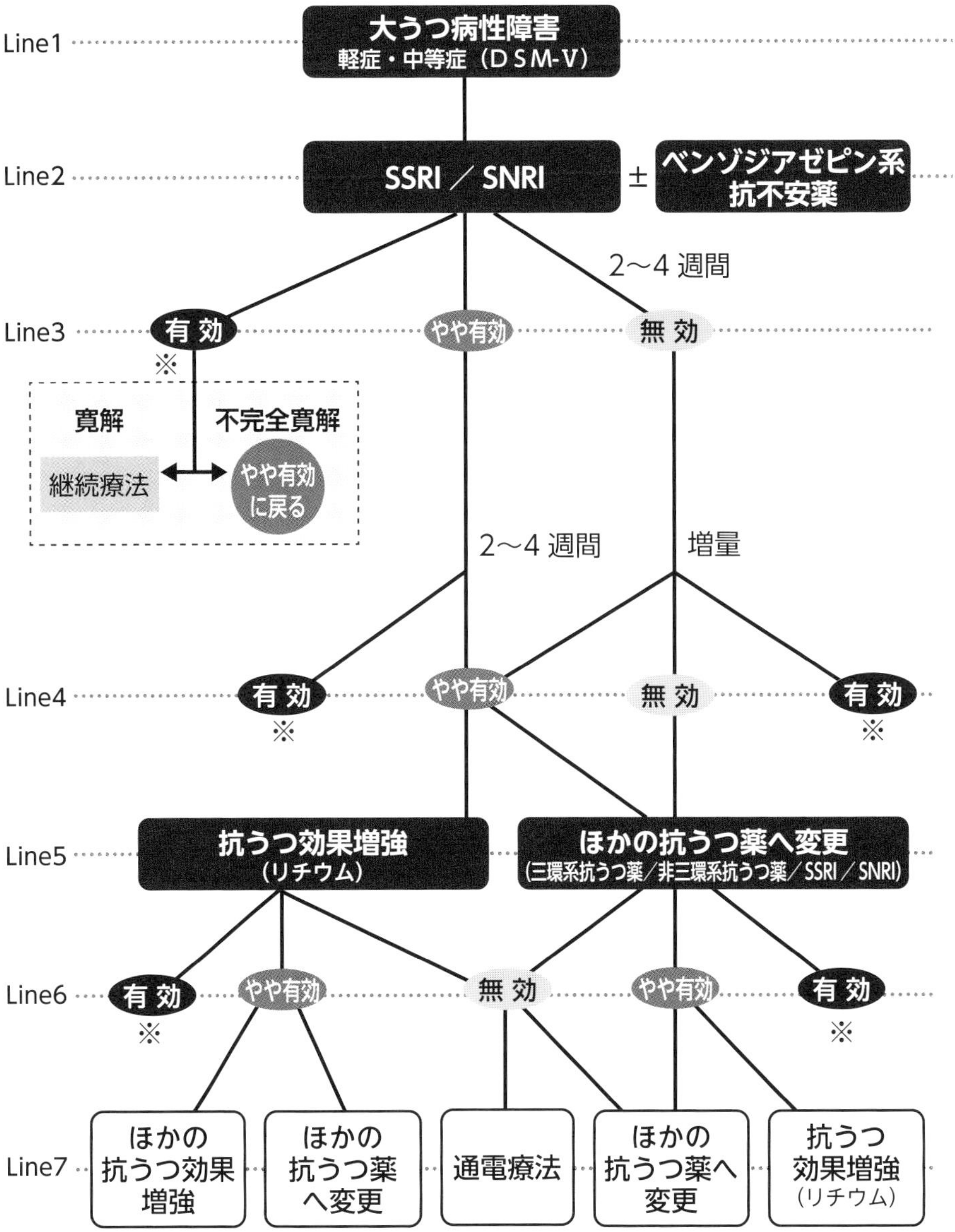

※「有効」と判定した場合は「寛解」を評価する（を示す）。

（塩江邦彦ほか.大うつ病性障害の治療アルゴリズム.精神科薬物療法研究会編.気分障害の薬物治療アルゴリズム.じほう. 2003；p27.より一部改変）

薬物療法⑤

薬の服用にあたっての注意点

Point

▼薬は医師の処方通りに飲むことが大切。絶対に勝手にやめたりしてはいけない
▼薬は必ず1回分ずつ飲む。忘れたからと2回分まとめて飲むのは厳禁
▼副作用がつらいときは遠慮なく主治医に相談して対策を考えてもらう

薬は処方通りに飲むことが原則

抗うつ薬は、薬が効いてくるまでにある程度時間がかかります。また、副作用もあります。そのため、「薬を飲んでも全然効いてこない」「なるべく薬に頼りたくない」と思い、勝手に薬をやめたり、飲む回数を減らしたり、薬の量を少なくするといった調節を自分でしてしまう人がいますが、これでは治るものも治らなくなりますので、絶対にやめましょう。

医師は、薬の効果や副作用などをみながら治療方針を決めていきますので、患者さんが勝手に薬をやめたり量を調節していると、薬の効果がなくなるばかりでなく、のちのちの治療方針にも狂いが生じてしまいます。

また、逆に、早く治りたいから、あるいは効果がないからと、薬を決められた量より多めに飲むことも、大変に危険なのでやめましょう。

出された薬は、きちんと処方通りに飲むことが原則です。

飲み忘れたら気づいた時点で飲む

薬を飲み忘れたら、気づいた時点で飲んでさしつかえありません。その場合は、その後の薬を少し時間をあけて飲むようにします。1日3回飲む薬なら、3～4時間くらいあけます。もし、次に飲む時間が近づいていたら、1回飲むのを飛ばしてもかまいません。

やってはいけないのは、1回飲み忘れたからといって、2回分をまとめて飲むことです。**薬は必ず、1回**

分ずつ服用することが原則です。

　また、「食後」に服用、と説明書に書いてあるので、食事を抜いた場合は薬が飲めないと思っている人がいますが、食事の有無にかかわらず、薬は必ず飲むようにします。食事をとっていなくても、多めの水や白湯《さゆ》、牛乳などで、決められた時間に飲むようにしましょう。

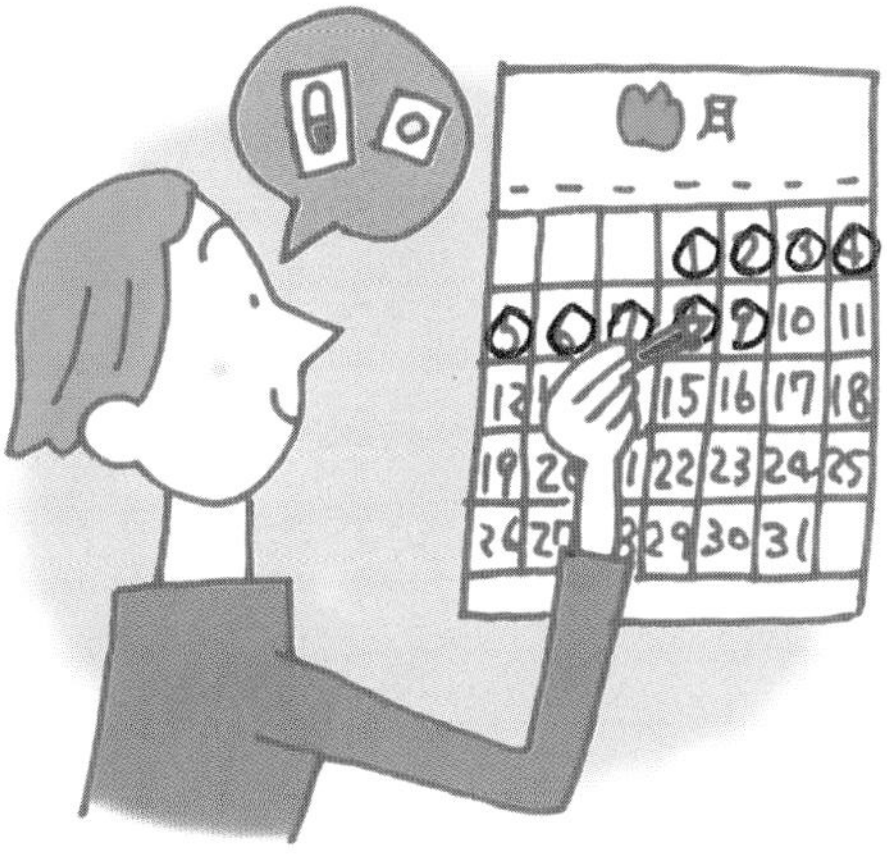

　抗うつ薬の場合、**飲む時間より、1日にどのくらいの量を服用したかのほうが重要**なのです。抗うつ薬は、一定の血中濃度を保ってはじめて効果があらわれる薬だからです。

　どうしても薬を飲むのを忘れがちになるという人は、医師と相談の上、1日1～2回ですむ薬にかえてもらう方法もあります。

　また、家族がいる場合は、できれば薬の管理を家族にお願いできれば理想的です。飲み忘れを防げますし、また薬の受け渡しを通して、患者さんに家族もいっしょに治療に参加しているというメッセージを伝えられます。

副作用がつらいときは主治医に相談を

　抗うつ薬は、**薬の効果よりも副作用のほうが早くあらわれます**。このことを知っておかないと、「つらい副作用ばかりで、少しも効いてこない」と思って服用をやめてしまうことになりかねません。

　副作用がひどくてがまんができないときは、遠慮せずに主治医に相談して、薬の量を減らすか、あるいは薬の種類を変える、副作用をやわらげる薬を加える、などの対策を考えてもらいましょう。

抗うつ薬には飲み合わせの悪い薬がある

　薬を飲んでいるときに、カゼなどほかの病気にかかったような場合は、勝手に市販薬などを飲まずに、必ず事前に主治医に相談してください。抗うつ薬には**飲み合わせの悪い薬がある**ためです。また、ほかの薬をすでに飲んでいる場合も、必ず主治医に報告してください。

　サプリメントや漢方薬などを飲む場合も同様です。

薬物療法⑥

抗うつ薬の副作用への対処法

Point

- ▼抗うつ薬は、効果を実感するより前に副作用のほうが先にあらわれる
- ▼副作用では消化器症状が多いが、時間とともに改善される
- ▼副作用があまりひどい場合は、薬の量を減らすか薬の種類を変えてもらう

特に三環系抗うつ薬に副作用が出やすい

抗うつ薬は、薬の効果をはっきり自覚できるまでに1週間から数週間かかるのに対し、**副作用は早くからあらわれます**。服用したその日から副作用が出ることもあります。

特に副作用が起こりやすいのが、三環系抗うつ薬です。口の渇《かわ》き、便秘、排尿障害、かすみ目、めまい・立ちくらみ、だるさ・眠気、動悸《どうき》・頻脈《ひんみゃく》などが起こります。四環系抗うつ薬は、一般的には三環系より副作用が起こりにくく、また程度もやや軽いとされます。ＳＳＲＩやＳＮＲＩは、吐き気や嘔吐、悪心《おしん》、胃部不快感などの消化器症状をはじめ、頭痛、倦怠感などがあらわれることもあります。ＮａＳＳＡは、眠気、体重増加などの副作用が出ることがあります。

次に、主な副作用への対処法を述べます。

●**消化器症状（悪心・吐き気・嘔吐・便秘・下痢）**…消化器症状は頻度が高く、患者さんにはつらい副作用です。また、服用後すぐにあらわれやすい副作用です。制吐《せいと》薬や消化器用薬などで対応しますが、ふつうは時間とともに改善されます。便秘には、適度な運動、水分摂取、緩下《かんげ》剤の服用が有効です。

●**口の渇き**…少量の水やお茶をこまめに飲む、氷をなめる、シュガーレスガムをかむ、などの方法があります。ただし、水分や糖分のとりすぎには注意します。口の渇きはほとんどは一時的なもので、放置しておいても、やがては消失します。

●**めまい・立ちくらみ・かすみ目**…めまいや立ちくらみは、急に起き上

がったときなどによく見られます。ゆっくり動作をするようにすれば、ある程度防げますが、それでも耐えられない場合は、薬を減量するか、副作用の少ないほかの薬に変えてもらいます。かすみ目は一時的なもので、たいていは1週間ほどで治ります。

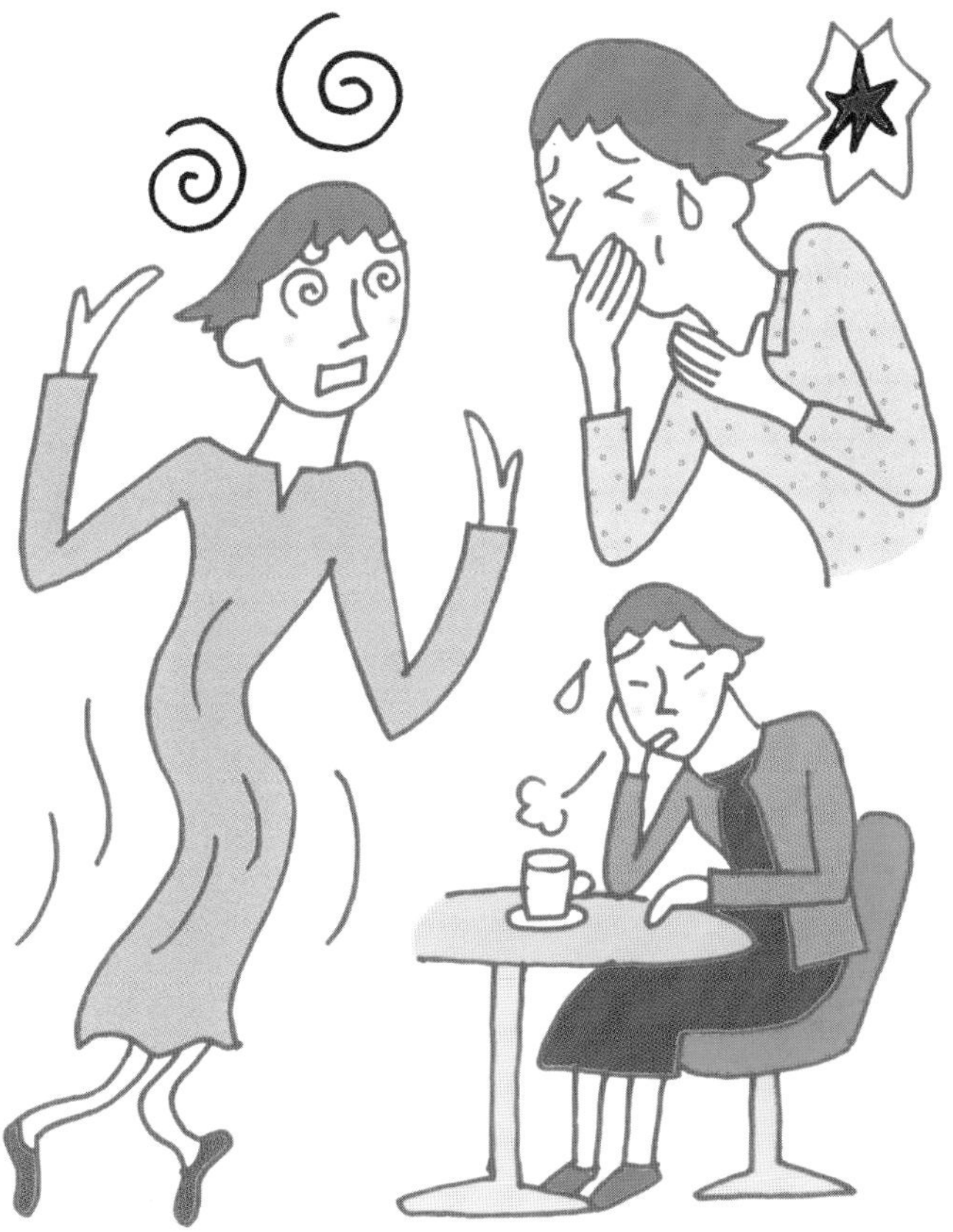

●だるさ・眠気…だるさや眠気は、全身の緊張や疲労感がほぐれていく時期に見られるもので、副作用というより、薬が効いている証拠ともいえます。だるさや眠気は、服用数日後から1週間ぐらいたつと慣れて軽快します。

●動悸・頻脈…10%前後の患者さんに見られる副作用です。心臓疾患を持っている患者さんは、心臓への負担が少ないＳＳＲＩに変えるなどの方法をとります。

●排尿障害・尿閉…中高年の男性の患者さんに比較的多い副作用です。利尿剤などで対処できる場合もありますが、改善しない場合は薬を減量するか種類を変える必要があります。尿意があるのに尿がまったく出ない状態（尿閉《にょうへい》）になったら、病院で導尿《どうにょう》などの処置をしてもらわなければなりません。女性の場合は、尿の出はじめに時間がかかるといった排尿困難が見られますが、重篤な状態にはならないようです。

精神療法とは？

Point

- ▼精神療法は心理的なアプローチによる治療法
- ▼精神療法の主役はあくまでも患者さん自身。治療者は手助けをするだけ
- ▼精神療法にはさまざまな種類があるので、合ったものを見つけることが大切

「心」の問題を解決していく精神療法

うつ病治療の基本は、十分な休養と薬物治療です。それとともに重要なのが、患者さんの心理的な側面にアプローチしていく精神療法です。

うつ病は、ストレスをためやすい性格や社会的要因などが複雑にからみ合って発症します。そうした性格や社会的要因は、薬では治すことができません。精神療法は、患者さんと治療者がいっしょになって、うつ病になった原因や背景を探り、それをともに解決していこうとするものです。精神療法の主役はあくまでも患者さん自身であり、治療者は「患者さんを支える」ことを原則としていますので、治療者は患者さんの考えを批判したり、人格や成育環境などに深く立ち入ったりはしません。

ただし、うつ病は、精神療法だけで治すことはできません。まず、**薬である程度症状を改善させてから精神療法を行っていくというのが、うつ病の一般的な治療法**です。つまり、薬物療法と精神療法は車の両輪のようなもので、どちらか一方だけでうつ病を治すことはできないのです。

自分に合った方法を見つけ気長につづける

精神療法には、認知行動療法や対人関係療法などさまざまな方法がありますが、適切なタイミングで本人に合ったものを受けることで高い効果を得ることができます。

次から、主な精神療法について解説しますが、興味のある精神療法があれば、まず主治医とよく相談し、その療法が自分に合うかどうかを検討した上で受けるようにしましょう。

■ 従来の精神療法と現在の精神療法

従来の精神療法

支持的精神療法

支持的精神療法では、治療者が患者さんの悩みや不安をよく聞き、それを理解して支持していく。治療者は、患者さんの訴えに対し、よいとか悪いとか、まちがっているというような「価値判断」は行わない。
また、安易に励ますこともしない。あくまで支持することによって、患者さんの気持ちを楽にさせ、精神的に自立できるようにして、回復させていく。

●支持的精神療法の３つの特徴

①**受容《じゅよう》**…何をいっても受け止めてくれる。

②**傾聴《けいちょう》**…指示を出さず、まず話を聞いてくれる。

③**共感**…悩みを自分のことのように理解しようとしてくれる。

精神分析法

不安や悩みの原因がどのようなものであるかを、患者さんの過去にさかのぼるなどして、心の内側から探っていく。20世紀初頭に、心理学者のフロイトによって創始された方法。

＋

認知行動療法

従来の精神療法よりも実践的。心の病気にとってマイナスとなる見方・考え方（認知のゆがみ）を修正する認知療法と、誤った学習の結果身についた行動を適切なものへと修正する行動療法を統合したもの。

対人関係療法

患者さんがかかえる対人関係の問題に焦点をあて、それを見直すことで人間関係の適応性を高めていく。

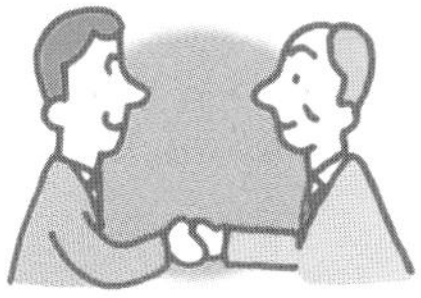

ほかに「森田療法」「生活改善療法」「アサーション」「瞑想法」「マインドフルネス認知療法」など

＝

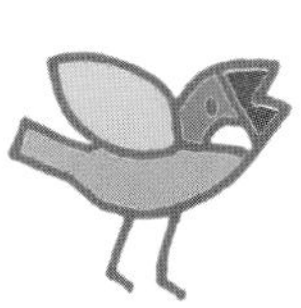

現在の精神療法

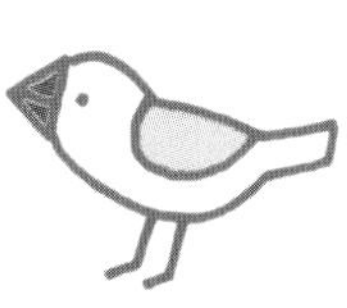

精神療法②

認知行動療法

Point

- ▼認知行動療法は、ゆがんだ認知と不適切な行動の両方を改善する治療法
- ▼認知行動療法の具体的な方法としては「コラム法」がよく使われる
- ▼認知行動療法は、軽度から中等度のうつ病の患者さんには特に有効な方法

認知療法と行動療法を統合

認知行動療法は、認知療法と行動療法の二つが統合された治療法で、アメリカで開発されました。

認知療法は、その人の考え方や認識の仕方（認知）に焦点をあて、極端な考え方や認識の仕方（**認知のゆがみ**）の修正をはかりながら、問題点を解決していくものです。

一方、行動療法は、不適切な行動は誤った学習の結果と考え、徐々に適切な行動をふやしていけるように再学習を行っていくものです。

この二つの治療法のよいところをとって統合させたのが認知行動療法で、どちらにもかたよることなく、認知と行動の両方を改善していくことを目標としています。

認知と行動と気分・感情をバランスよく

認知行動療法の基本となるのは、「認知（考え）」「行動」「気分・感情」の3つの要素です。この3つの要素が正三角形のようにバランスがとれているかどうかを見ながら、問題を解決していきます。

認知、行動、気分・感情の中の一部分だけに注目していると、人間関係や仕事上で失敗したとき、その原因がどこにあるのか気づくことができません。

認知行動療法は、この3つの関係性に着目し、認知の内容を深く掘り下げ、自分ではコントロールできない「**自動思考**」（ある状況に置かれたときに自然と浮かんでくる思考やイメージ）を自覚して、マイナスとなる考え方を修正するきっかけをつくります。

■「認知のゆがみ」の例

●**二分割《にぶんかつ》思考（両極端な思考）**……何事も「白か黒」「○か×」「全か無」「善か悪」など両極端に分けて考える

●**過度の一般化**……１つのよくないことがあると、「いつも決まってこうだ」「うまくいったためしがない」と考える

●**破局形成**……いつも最悪の事態を考えており、しかもそれが自分に起こる確率が高いと考える

●**マイナス思考**……よいことがあっても、「たまたまだ」「まぐれにすぎない」と否定的に考える

●**感情的決めつけ**……理由もなく「～に決まってる」と決めつける

●**恣意《しい》的推論**……十分な根拠もないのに、ものごとを悲観的にとらえ、勝手に推測して判断する

●**否定的予測**……ささいなことからいつも否定的な予測が浮かぶ

●**自己関連づけ**……自分はいつもだれかから見られていると考える（特に悪い行い）

●**過度の責任感**……何かよくないことが起こった場合、すべて自分に責任があると考える

●**すべき思考**……何かやろうとするとき、絶対に「～すべきだ」「～すべきでない」と考える

●**選択的抽出**……あることにだけ強くとらわれる

●**低い自己評価**……自分は何をやってもまともにできない、ほかの人より劣っていると考える

●**拡大視・縮小視**……あることを極端に大きく考えたり、逆にささいなことだと感じたりする

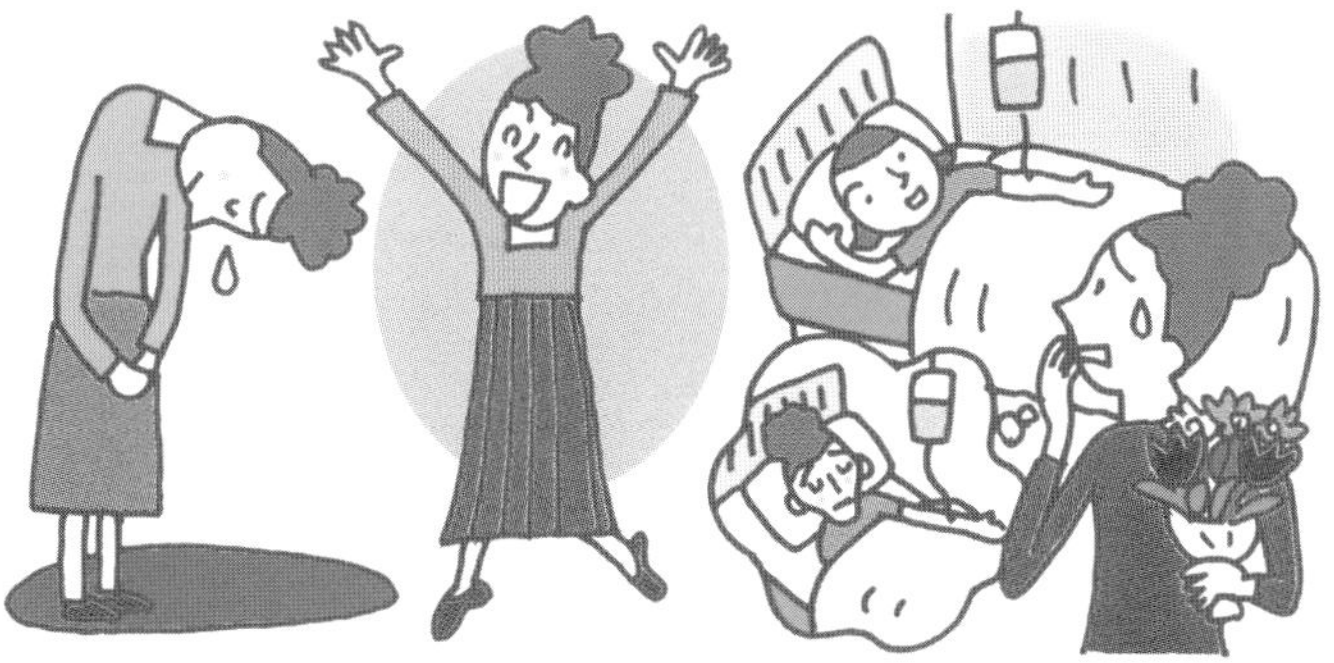

自動思考をとらえる（言語化する）と、認知の意外性に気づくようになります。さらに認知を掘り下げていくと、自分の「**スキーマ**」を発見します。スキーマとは、その人自身の持って生まれた要因や生まれ育ってきた環境などから育《はぐく》まれた人生観や価値観、個人的な信念、ものの見方などです。

　自分のスキーマに大きな問題があるために、誤った信念が症状を引き起こしていることに気づき、その信念がいつも正しいわけではないことが認識できれば、そこから治療への道が開けます。

実際の療法の進め方

　認知行動療法は、治療者と患者さんとの対面式の面接が中心で、1回の面接時間は30分以上です。面接は、原則として週1回で10～20回行いますが、患者さんの状態に合わせて延長する場合もあります。また、場合によっては、フォローアップ面接を行うこともあります。

　さらに、認知行動療法では、「ホームワーク（宿題）」といって、面接で話し合ったことを実生活で検証しながら、認知の修正をはかることが必須の課題となります。

　つまり、認知行動療法は、観念的な議論ではなく、あくまでも現実に目を向けた検証を基本とする点に特徴があり、日常生活が治療の場となります。

　主な治療の流れは、次のようになります（参考例）。

●ステージ1（1～2回目）

　症状、経過、発達歴などの問診。また、治療の流れについて説明。問題点を明らかにしながら、治療への参加意欲を高める。

●ステージ2（3～4回目）

　現在かかえている問題を、なるべく具体的に、かつ簡潔にリストにまとめる。治療への理解を深めながら、治療目標を決める。

●ステージ3（5～6回目）

　コラム法を使って、ある状況に置かれたときの自分の気分や感情と、自動思考に気づく。

　コラム法には3コラム法、5コラム法、7コラム法などがあるが、基本となるのは3コラム法で、「状況（不快な感情が生じた出来事）」「気分・感情（不安、怒り、ゆううつなど）」「自動思考（そのときに浮かんだ考え）」を書き出す。

　書き出すことによって、自分の頭の中を整理することができ、また、自分の考え方を客観的に見ることができる。

●ステージ4（7～12回目）

　コラム法を使って、自動思考を検証する。

■コラム法の記入例（３コラム法）

月　　日

状況（不快な感情が生じた出来事）

今日（日曜日）の朝10時ごろに、友だちに電話をしたら、忙しいからとすぐに切られてしまった。

※できるだけ具体的に書く。

気分・感情（不安、怒り、ゆううつなど／気分・感情の強さ：0～100％）

①悲しい　90％
②ゆううつ　80％
③怒り　30％

※そのときに感じた気分や感情をもらさず書く。また、その度合いを％であらわす。

自動思考（そのときに浮かんだ考え／確信度：0～100％）

①友だちは私のことをきらっているのかもしれない　90％
②休みの日に電話して非常識だと思われたに違いない　80％
③もう少していねいに応対してくれてもよかった　60％

※そのとき瞬間的に思ったことをすべて書く。そして、それぞれの確信度を％であらわす。

　また、認知のゆがみ以外に、現実的な問題がないかを検証する。そうすることで、自動思考を適応的なものに変えることができる。現実的な問題があれば、解決策を探る。

●ステージ5（13～14回目）

　自分の「スキーマ」について理解する。

●ステージ6（15～16回目）

　治療全体を振り返り、変化した点とその方法を確認する。再発予防のために、今後の課題や悪化したときの予防法などを話し合って、治療終了。

　認知行動療法は、うまく実践できれば、非常に高い効果を上げることができます。特に、軽度～中等度のうつ病の患者さんには、薬物療法と同等の効果があるといわれています。また、認知のゆがみを修正することで、再発防止にも役立ちます。

精神療法③

対人関係療法

Point

- ▼対人関係療法は人間関係に焦点をしぼって行う治療法
- ▼対人関係のトラブルが起きやすいうつ病の患者さんには有効な治療法
- ▼対人関係の適応能力を高めれば、心の病気の改善に役立つ

「重要な他者」に焦点をあてた療法

対人関係療法は、対人関係に焦点をあて、それを解決することで治療をするという療法です。

対人関係療法では、もっとも親密な関係にある、妻または夫、恋人、親子、親友といった「重要な他者」にしぼり、過去ではなく、いま現在の関係に焦点をあてて治療を行っていきます。

対人関係でトラブルが起きやすく、悩みやすいうつ病の患者さんにとって、対人関係の不安が解消されることは、非常に重要な意味を持ちます。

対人関係療法は、

1「悲哀《ひあい》」…「重要な他者」の死を受け止めきれていない

2「対人関係上の役割をめぐる不和」…「重要な他者」に対して、お互いの思いにズレがある

3「役割の変化」…進学、就職、転職、結婚・離婚などによる人間関係や環境の変化についていけない

4「対人関係の欠如」…**1**～**3**のどれにもあてはまらないが、人間関係が欠如していて、社会的に孤立している

の4つのテーマから、1つか2つを選択し、治療を行っていきます。

うつ病の患者さんは、人と接することが苦手だったり、親しい人間関係がつくれないと思い込んでいる人が多く、問題は「対人関係の欠如」にあると思いがちですが、「重要な他者」に焦点をあててみると、実は「役割の変化」に原因があったという場合もあります。

このように、**対人関係の適応能力を高めることで心の病気を改善して**いくのが対人関係療法です。

■対人関係の4つの問題領域と対処法

1 悲哀

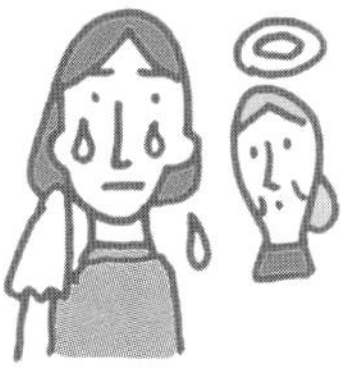

重要な他者との死別がうまく乗り越えられず、現実を直視できなかったり、新しい人間関係が築けない

→

死別した人との関係を、よい面もよくない面も素直に思い出し、死者を美化しすぎたり、自分を責めすぎたりしていないか考えてみる。そして、死別との折り合いをつけ、現在の対人関係に目が向くように気持ちをコントロールしていく

2 対人関係上の役割をめぐる不和

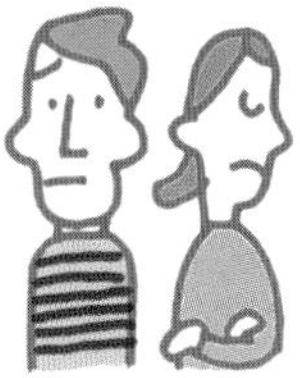

重要な他者に対して、お互いの思いに大きなズレがあり、それが無力感や絶望感を生んでいる

→

お互いの気持ちを率直に話し合い、何が問題か、修正したり、もとの関係に戻すことができるのか、新しい関係を築き直すほうがいいのかなどを見きわめる

3 役割の変化

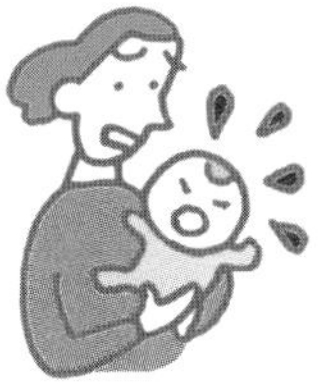

進学、就職、転職、退職、結婚、出産、離婚などの変化にともない、自分の立ち位置や、重要な他者との関係性が変化し、それに適応できない

→

その変化が本人にとってどういう意味を持っているのか、プラス面とマイナス面を書き出してみると、状況がよくわかるようになる。そして、新たな役割には何が必要か考え、スキルを身につけていく。だんだん新しい対人関係が築けるようになる

4 対人関係の欠如

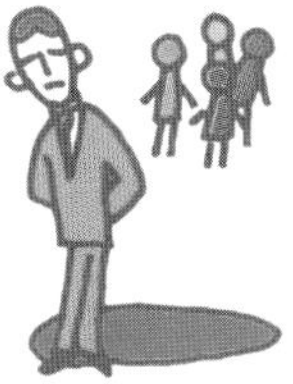

1～3のどれにもあてはまらないが、人間関係が欠如していて、社会的に孤立している

→

相手の気持ちを知ることにとらわれすぎると、コミュニケーションがはかれない。また、相手の同意を期待しすぎても、うまく気持ちが伝えられない。

素直に話してみる。葛藤や歩み寄りは当然である。自分の気持ちや考えを知り、行動に気づくことが大切。つまり、自分のことについては、自分で責任を持とうとする態度が重要

精神療法④

そのほかの精神療法

Point

- ▼「森田療法」「内観療法」は日本人によって開発された精神療法
- ▼「瞑想法」はストレス性の障害に効果のある方法
- ▼「マインドフルネス認知療法」「アサーション」は欧米で盛んな療法

森田療法

森田療法は、1919年（大正8年）に、日本人の精神科医・森田正《まさ》馬《たけ》が自分の不安障害（神経症）体験をもとに創始した精神療法です。

もともとはパニック障害や社交不安障害などの不安障害を対象にした精神療法ですが、**軽症で、症状が長くつづく慢性のうつ病にも有効**とされています。

森田療法では、不安や恐怖を「排除」するのではなく、それを自然な感情として「あるがまま」に受け入れることで、それらはやがて自然に消えていくと考えます。たしかに、不安障害などで起こる不安や恐怖は、5～15分でピークに達し、やがて徐々におさまっていきます。このようにして、不安や恐怖は自然に消えていくものだということを体で覚えるのです。

うつ病の患者さんは、症状から逃れたいと思うあまりに、かえってそれに「とらわれて」しまい、悪循環におちいりがちです。森田療法では、逆に「**不安をあるがままに受け入れる**」ことで、その悪循環を断ちきることをめざします。

森田療法は約3カ月の入院治療が原則です。入院中は、「臥褥《がじょく》期」「軽作業期」「作業期」「社会復帰期」という流れで治療が行われます。入院中のさまざまな体験を通して不安や悩みを受け入れながら、症状への「とらわれ」から離脱し、本来のよりよく生きようとする健康な欲求を取り戻していきます。

最近では、入院が1カ月程度のものもあり、外来治療も行われています。

■ 森田療法

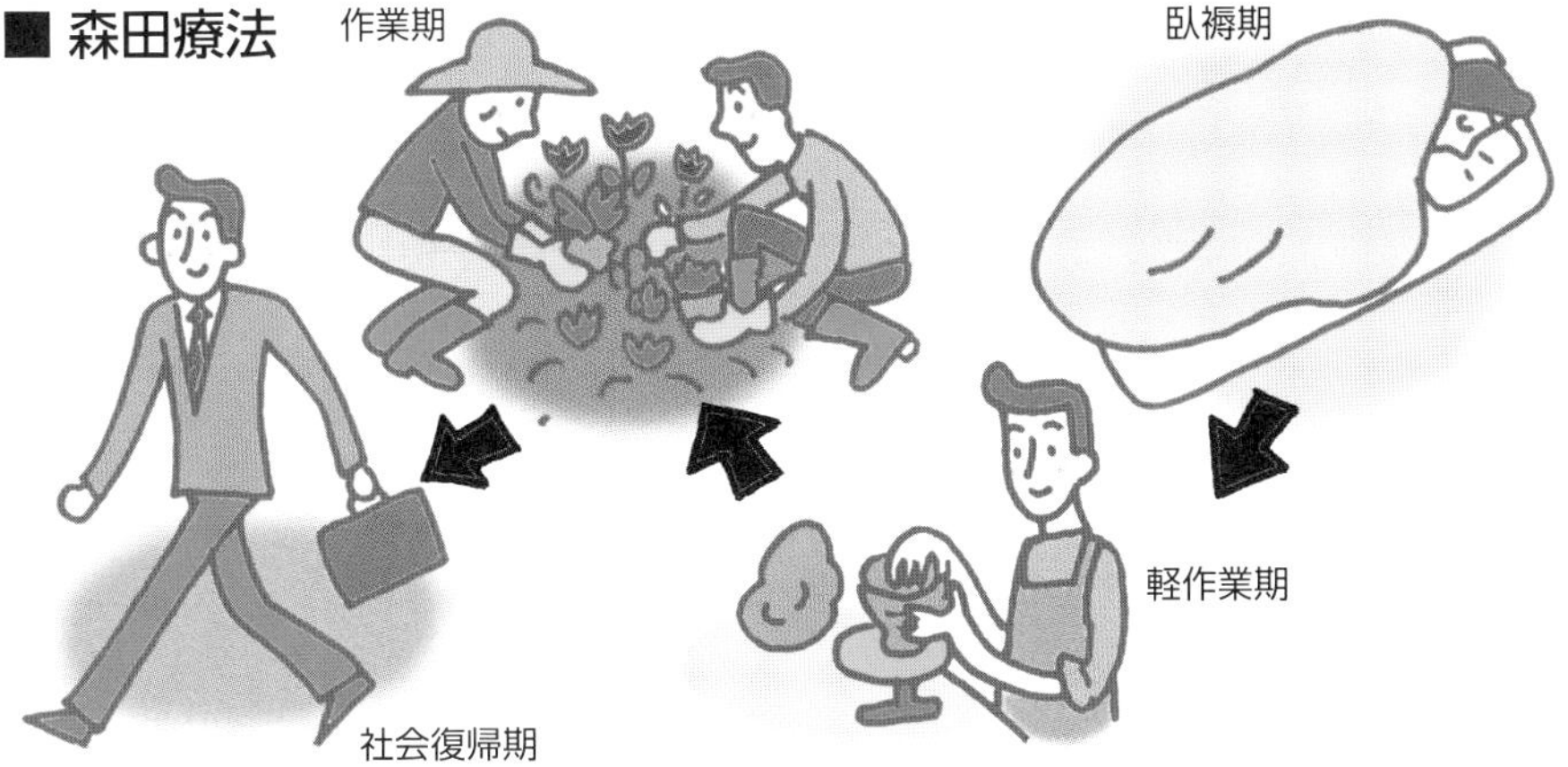

内観療法

内観《ないかん》療法は、昭和の実業家であり僧侶でもあった吉本伊信《いしん》が、仏教の自己反省法である「身調《みしら》べ」（自分自身を調べるという意味）をもとに創始した「自己発見」の方法です。

内観療法は、現在では、宗教色を排し、だれにでもできる方法となっていますので、医療界のみならず、学校教育界、企業の人材育成など、さまざまな分野で実践されています。国内だけでなく、ヨーロッパやアメリカなど、国際的にも森田療法と並ぶ心理療法として認められています。

医療においては、不登校、家庭内暴力、アルコール・薬物依存症、不安障害、抑うつ状態などの心の病気に効果のあることがわかっています。ただし、**重症のうつ病では自殺願望を強めることがあり、注意が必要です。**

内観療法には、研修所に約1週間宿泊して行う「集中内観療法」と、日常生活の中で行う「日常内観療法」とがあります。

集中内観療法では、カウンセラーの指導のもとで、父母や配偶者などの身近な人との関係で、「してもらったこと（世話になったこと）」「してあげたこと」「迷惑をかけたこと」の3つのテーマにそって、過去から現在までの自分の歴史を振り返っていきます。

まず、母親（または母がわりの人）に対して、この3つのテーマにそって順に思い出していきます。母親が終わったら、父、祖父母、兄弟姉妹、配偶者、子どもなど、身近な人に対して同様に内観を行い、最後にまた母親に戻ります。

指導者は、内観中に5分程度話を聞きますが、内容に関する批評などは行いません。食事や身支度、入浴以外は1日中内観をして過ごします。

　内観を行うことによって、とらわれていた自分の心が解放され、自分や他者への理解と信頼が深まります。

瞑想法

　アメリカでは、すでに20年以上前から、瞑想《めいそう》法が**ストレス性の障害に効果のある**ことが知られており、正式な医学の一分野として研究され、また実践もされています。

　瞑想法は、気軽にできるリラクゼーション法で、集中できる静かな場所で毎日朝晩10~20分程度行います。1日1回なら、就寝前がおすすめです。

　姿勢は、イスに座るか、床にあぐらをかくような形で座り、軽く目を閉じます。ゆっくり腹式《ふくしき》呼吸をして意識を集中していきます。

　瞑想をはじめてから最初の数分は気が散りやすく、集中するのがむずかしく感じられますが、やがて徐々におだやかな意識状態になります。

　瞑想は、意識的に集中することで、それまでの妄想や余計な判断を断ちきり、心を平静な状態に戻すことができます。

マインドフルネス認知療法

　マインドフルネス認知療法は、東洋の禅の思想と西洋の心理学を統合して開発された方法です。現在、アメリカを中心に欧米では、第三世代の認知行動療法として瞑想が盛んに行われていますが、そのベースとなっているのが、マインドフルネスの考え方です。**アメリカでは、軽度・中等度のうつ病の患者さんには、投薬ではなく、マインドフルネス認知療法を行って効果を上げています。**

　マインドフルネスとは、「気づくこと」という意味です。何に気づくのかというと、「いま自分が生きている、この瞬間の現実」に気づくのです。現実を、「正しい・正しくない」「すべき・すべきでない」「よい・悪い」といった二分割的な評価をせず、あるがままに感じ、受け入れていくのがマインドフルネスの考え方です。森田療法に近い考え方といえます。

　マインドフルネスの考え方を身につければ、「不安」「うつ」のほか、「あがりやすい」「緊張しやすい」など、いろいろな心の悩みの解決にも効果があります。

　マインドフルネス認知療法の具体的な方法としては、瞑想法、呼吸法、マインドフル・ヨガ、ボディスキャン（体の細部に目を向け、そこで感じられる感覚をあるがままに受け止める）などがあります。

アサーション

アサーションとは**「自己主張すること」「自己表現すること」**を意味し、**適切なコミュニケーションをはかるための重要な方法**として、企業や学校など、さまざまな場面でトレーニングが行われています。

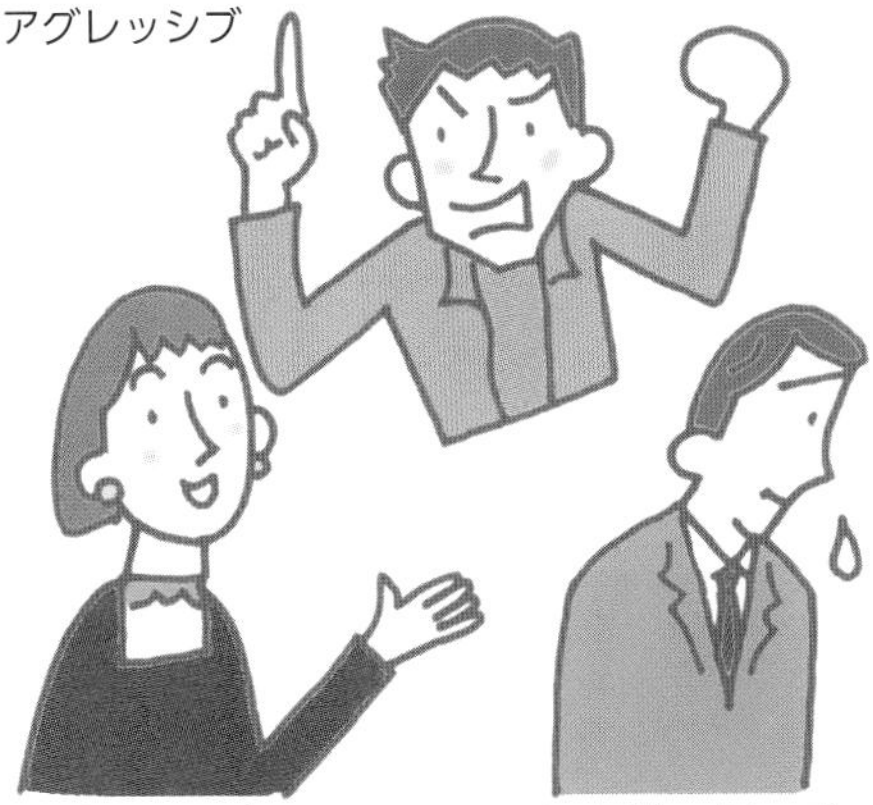

アサーションは1950年代にアメリカで発祥し、自己主張が苦手な人を対象としたカウンセリング技法としてはじめられました。

アサーションの理論によると、コミュニケーションのタイプは「アグレッシブ（攻撃的な自己表現）」「ノンアサーティブ（非主張的な自己表現）」「アサーティブ（適切な自己表現）」の3つに分けられます。

「アグレッシブ」は、自己中心的で相手への配慮のない方法で、自分の主張は相手にはっきり伝えますが、相手の言い分や気持ちを無視したり、軽んじたりして、結果として自分の言い分だけを通す自己表現です。こうした自己表現は他人との間に良好な関係が築けずに孤立しやすくなり、それがストレスともなります。

それに対して「ノンアサーティブ」は、自分より相手を優先し、自分のことをあと回しにしてしまうような自己表現です。一見、相手を尊重しているようですが、自分に正直になれないということは、相手にも率直になれないということです。このような自己表現をする根底には、自己否定的な気持ちがあるからだと考えられます。こうした自己表現は次第にストレスがたまって、人づきあいが苦手になったり、人を避けるようになります。

一方、「アサーティブ」は、相手に配慮しながらも、自分の気持ちや考えをきちんと相手に伝えることができます。意見が食い違っても、お互いが歩み寄り、いちばんよい妥協点を見つけることができます。

トレーニングでは、このアサーティブな表現方法を身につけるために、実際に体験したさまざまな出来事などを再現しながら、みんなで話し合い、コミュニケーションの理論と技法を学んでいきます。

■ 瞑想の仕方

※静かな場所で、以下のような要領で、毎日朝晩 10～20 分程度行いましょう。

呼吸

呼吸は腹式呼吸で、「ゆっくりと深く」行い、なるべくコントロールしないようにします。「呼吸のことは呼吸にまかせる」という感覚です。おなかや胸のあたりの動きに気持ちを向け、「ふくらみ、ふくらみ」「ちぢみ、ちぢみ」と、体が動く感覚をそのまま感じるようにします。

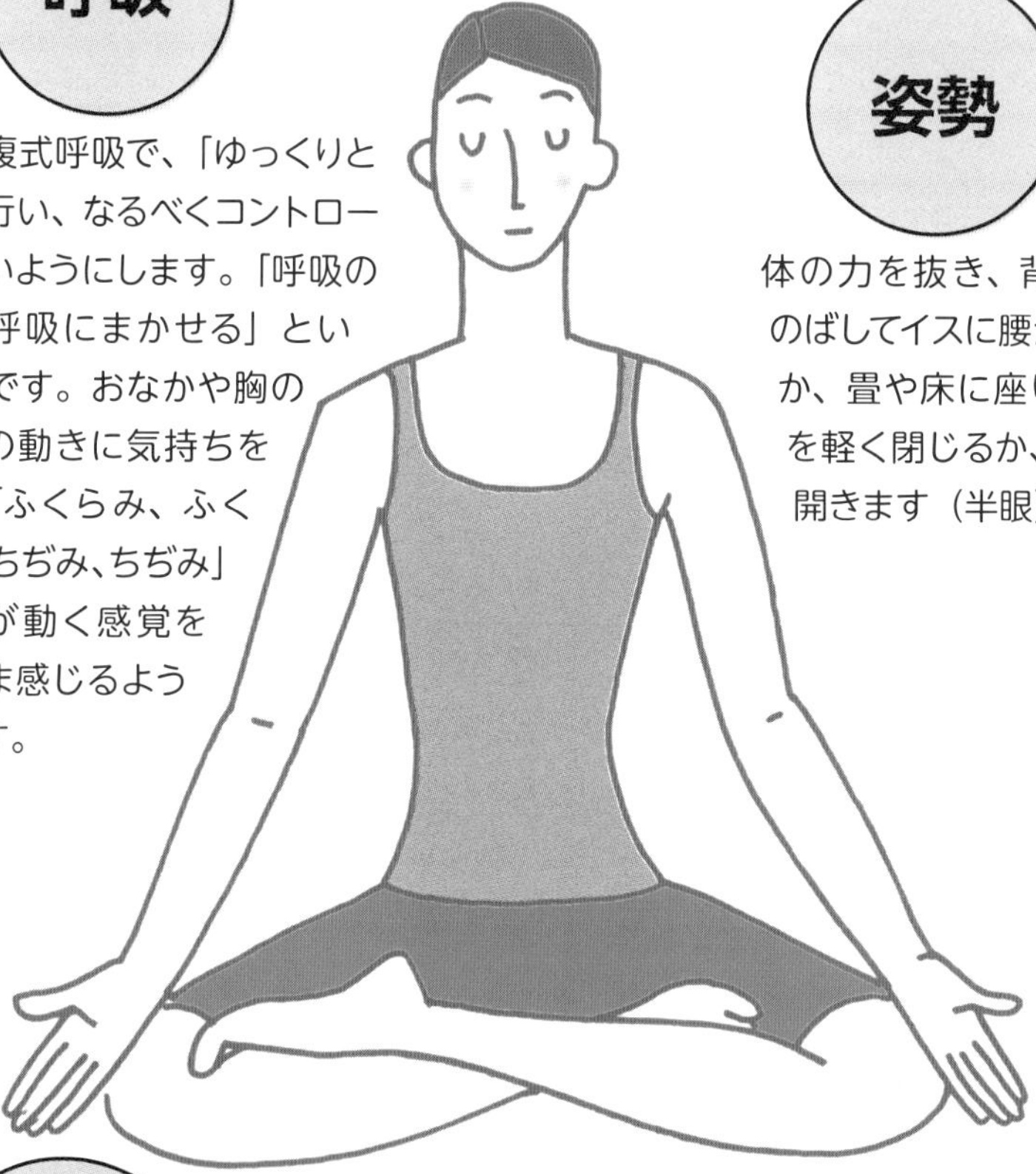

姿勢

体の力を抜き、背筋をのばしてイスに腰かけるか、畳や床に座り、目を軽く閉じるか、薄く開きます（半眼）。

ありのままに受け入れる

浮かんでくるイメージや考えを、無理に打ち消そうとしたり、コントロールしようとしたりしないで、「ありのまま」に受け入れます。

瞑想中に起こることはすべて、あくび、くしゃみ、周囲の音なども、そのまま受け入れ、いっさい評価しません。いろいろな考えやイメージが浮かび、「うまく瞑想に集中できないな」と思うのも評価です。

入院が必要なケース

こんな場合は入院がすすめられる

うつ病の治療は、ふつうは通院で行われますが、入院が必要なケースもあります。

●自殺のおそれがあるとき

患者さんが「死にたい」と自殺をほのめかしたり、実際に手首を切ろうとしたり、あまりにもその危険性が高く、家族だけでは防ぎきれないような場合は、入院がすすめられます。

●症状が重いとき

患者さんの焦燥感や不安感があまりにも強く、精神的に非常に不安定な状態のときも、外来治療がむずかしいので、入院がすすめられます。また、心臓病や肝臓病など重い合併症がある場合なども入院したほうが安心です。

●家族によるケアができないとき

家族が仕事などで家を留守にして、患者さんが長い時間一人きりになってしまうような場合、あるいは独身者や一人暮らしをしている人の場合など、十分な治療ができずに症状が悪化してしまう危険性があるときも入院がすすめられます。

●体がひどく衰弱しているとき

食欲不振がつづいたり、ひどい睡眠障害のために、身体的な衰弱が激しいときにも、やはり入院したほうがよい場合があります。

●家では休養がうまくとれないとき

自宅では十分に休養がとれないような場合も、入院がすすめられることがあります。たとえば、家にいると仕事のことが気になり、パソコンに向かったり、会社に電話をしたりして少しも休めないような場合、あるいは小さな子どもの世話をしなければならない主婦の場合なども、入院による治療を検討します。

入院にあたっての注意点

ただし、患者さんを入院させるにあたっては、家族は患者さんの気持ちに十分に配慮することが必要です。患者さんが「自分は入院するほど悪いのか」と思い込んだり、精神科に入院したという事実にショックを受けて落ち込まないように、家族は事前に主治医と十分に相談することが必要です。

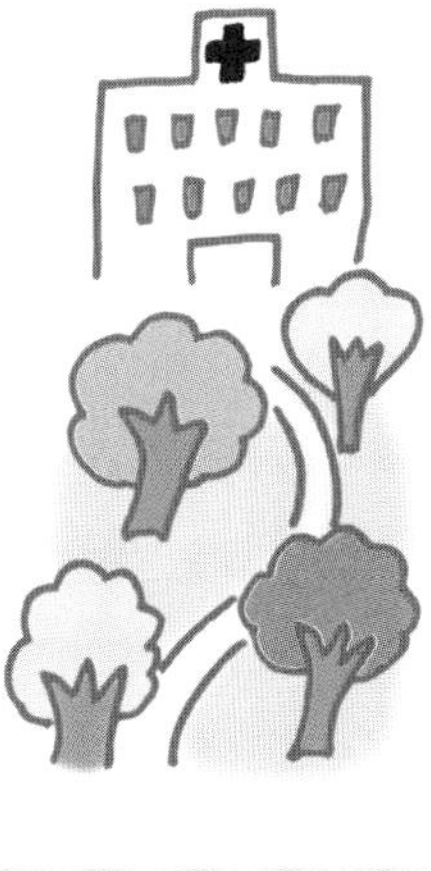

薬が効かない場合の治療法

Point

▼薬物療法や精神療法でも効果が上がらない場合には特別な治療法が行われる

▼「通電療法」は安全で即効性があり、抗うつ効果が高い治療法

▼「高照度光療法」は特に冬季うつ病の患者さんに有効な方法

症状に応じたさまざまな治療法

うつ病の治療で、難治性のうつ病など、薬物療法や精神療法を行ってもなかなかよい効果が得られないような場合、以下のような特殊な治療法が用いられることがあります。

●通電療法

通電療法（ＥＣＴ）は、頭部に電極をつけて電流を流し、その刺激によって脳の神経の働きを通常の状態に戻す治療法です。電気刺激によりけいれんが起こることから「電気けいれん療法」とも呼ばれていますが、最近は、全身麻酔をしたあと、筋弛《きんし》緩《かん》剤を投与し、けいれんが起こらないようにした「修正型通電療法（ｍ－ＥＣＴ）」が主流です。

通電療法は、**安全で、抗うつ効果が高く、なおかつ即効性がある**ことが特徴です。ただし、実施する場合には、必ず本人および家族の同意が必要です。

通電は、こめかみに器具をつけてから3秒ほど行います。全身麻酔をかけるので、入院して行う必要があります。大体週に2～3回、計6～12回を1クールとして行います。

副作用としては、頭痛や、一時的な記憶障害が起こることがありますが、重大なものはありません。

薬が効きにくい重症のうつ病、自殺のリスクの高い人、双極性障害（躁うつ病）や統合失調症で興奮の激しい人に有効な治療法です。

通電療法は、即効性がありますが、持続性がないともいわれており、そのため定期的に通電療法を受けるとよいとされています。

■通電療法（電気けいれん療法）の手順

説明・同意・検査 → **入院** → **術前の準備** → **通電療法**

説明・同意・検査
- ●治療のメリット・デメリットを医師が説明し、患者さん本人や家族の同意を得る。
- ●血液検査、心電図、胸部X線検査、頭部CT検査などを行い、治療を受けるのに問題がないことを確認する。

入院

術前の準備
- ●絶食し、点滴をする。

通電療法
- ●内科医、麻酔医、精神科医、看護師がチームで行う。
- ●手術室、もしくはそれに準ずる部屋で行う。
- ●通電後、患者さんは自分で呼吸ができるようになったら病室に戻る。酸素吸入はつづける。病室でしばらく休む。
- ●治療は、開始から終了まで30～45分程度。

①手術開始前に点滴をはじめる。
②通電用の電極を貼りつける。
③短時間作用の麻酔薬を静脈注射する。
④麻酔が効いてきたら、けいれんを防ぐ筋弛緩剤を静脈注射する。
⑤通電用の電極から短時間（数秒）約100ボルトの電気刺激を加える。
⑥脳にけいれんと同じ変化が起こっていることを脳波計で確認する（実際のけいれんは起こらない）。

★全身の状態を血圧計、体温計、心電図、脳波計などで測定し、管理チェックしながら行う。
★呼吸管理は、酸素マスクで行う。

なお、通電療法はどの病院でも受けられるわけではありません。受けたいという場合は主治医に相談してみましょう。

●経頭蓋磁気刺激療法

経頭蓋《けいとうがい》磁気刺激療法（ＴＭＳ）は、通電療法を応用して開発された新しい治療方法です。電気のかわりに、磁気で脳を刺激していく治療方法です。磁気を帯びたコイルを、うつ病との関係が深いとされる前頭前野に軽くあてて磁場を発生させ、そのときできた電気刺激によって治療する方法です。

アメリカやカナダでは、うつ病の治療に広く使われていますが、日本に導入されたのは最近のことで、ごく限られた医療機関でしか行われていません。

全身麻酔が不要なので、体への負

担が少ないというメリットがあります。また、外来治療も可能です。

●高照度光療法

高照《こうしょう》度《ど》光《ひかり》療法は、非常に明るい人工的な光（2500ルクス以上）を毎日数時間浴びるだけという簡単な治療法です。

　この治療法が有効なのは、「季節性うつ病」（夏型と冬型がある）の中でも、特に**「冬季うつ病」の患者さん**です。冬季うつ病の患者さんは抗うつ薬が効きにくいとされているので、そうした場合にこの光療法を行います。

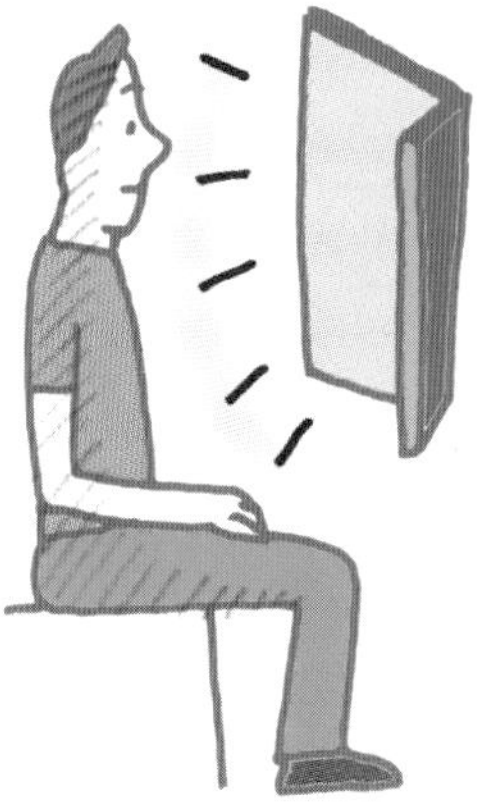

　なお、治療は、朝方行ったほうが効果的とされます。

　冬季うつ病の患者さん以外にも、特に朝方に抑うつ症状が強いという人にも有効です。

●断眠療法

断眠《だんみん》療法は、その名の通り、患者さんを眠らせないで、**睡眠と覚醒のリズムをかえることで精神状態を改善していこうという治療法**です。

　断眠療法には、眠らない時間の長さによって、いくつかの種類があります。

●全断眠療法…一晩、まったく眠らない方法です。効果は高いのですが、体への影響も大きいので、短期間に何回もくり返せません。

●部分断眠療法…一晩の半分だけ断眠する方法です。夜の早い時刻に就寝して、午前1～2時ごろに起床する「夜間後半部分断眠」と、逆に午前2～3時ごろまで起きていて、そのあと午前7時ごろまで眠る「夜間前半部分断眠」があります。

　部分断眠療法は、体への負担が少ないので、1～2日の間隔をあければくり返し行えます。うつ病に対する効果は、全断眠とくらべて、同じくらいかやや劣ると報告されています。夜間後半部分断眠と夜間前半部分断眠は、どちらも同程度の効果が期待できます。

　断眠療法は**内因性のうつ病**（105ページ参照）**に効果がある**とされますが、効果は一時的な場合が多いので、ほかの治療法と組み合わせて行われるのが一般的です。たとえば、断眠療法のあとに「高照度光療法」を行うと、断眠療法の効果が持続するといわれます。

第6章

再発予防と社会復帰

うつ病は再発しやすい

Point

- ▼はじめてうつ病になった人の50～60％は再発する
- ▼薬を途中でやめると再発しやすくなる
- ▼環境の急激な変化、生活リズムの乱れも再発リスクを高める

再発しやすい病気だが心配しすぎない

うつ病は適切な治療を受ければ治る病気ですが、残念ながら再発しやすい病気でもあるということは知っておく必要があります。

統計によれば、**はじめてうつ病になった人のうち50～60％は再発をする**といわれています。さらに、2回目にうつ病を発症した人の再発率は約75％、3回以上の場合は約90％というデータがあります。つまり、うつ病は**再発をくり返せばくり返すほど再々発の確率が高くなり、また症状も重症化しやすい**といわれています。

この数字をどう考えるかですが、うつ病が再発しやすい病気であることはまちがいないにしても、はじめてうつ病になった人の約半分は、生涯、再発することなく過ごすことができるのです。そういう意味では、あまり深刻に再発の心配をしすぎないほうがよいでしょう。

ただし、日ごろから再発予防に努めることがきわめて大切なことはいうまでもありません。

MEMO

寛解・再燃・再発

うつ病の場合、治療によって、病気になる前の正常状態に戻ることを「寛解《かんかい》」といいます。そして、寛解状態が16～20週以上つづいた状態を「回復」といいます。

うつ病の場合は、一度によくなることはなく、一進一退をくり返しながら回復していきますが、回復までの間にうつ状態が悪化することを「再燃《さいねん》」、いったん回復したあとで再び症状が出てくることを「再発」といいます。

■ うつ病再発のリスク因子

- ●不十分な薬物療法（患者側の要因）
- ●不適切な薬物療法（医師側の要因）
- ●環境の急激な変化
- ●生活リズムの乱れ
- ●社会的支援のとぼしさ、経済的困窮
- ●リハビリ不足、早すぎる社会復帰　　など

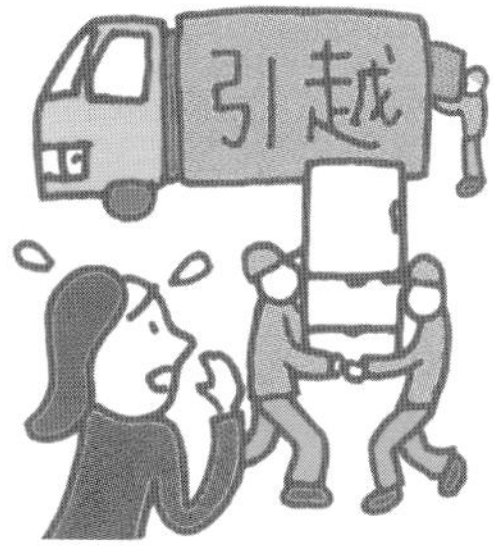

再発しやすいのはどういう場合か

それでは、どのような場合にうつ病は再発しやすいのでしょうか。

●不十分な薬物療法

うつ病の場合、いったんよくなっても、再発を予防するために、一定期間薬を飲みつづける必要があります。「よくなったのだから、薬はもういいだろう」と勝手に判断してやめてしまうと、また再発するおそれがあります。薬は、主治医が「やめてもよい」というまでしっかり飲みつづけることが大切です。

●環境の急激な変化

親しい人との死別や離別、失恋や結婚、就職、人事異動、引っ越しなど、自分を取り巻く環境の変化は、うつ病になる要因の一つであると同時に、再発の引き金ともなります。

●早すぎる職場復帰

十分に体力や精神力が回復しないまま職場に復帰すると、再発の危険が高くなります。うつ病になった原因が職場の人間関係にあった場合にはなおさらです。

●無理をする

治ったと思い、ついがんばって仕事をしてしまう人も多いようです。しかし、休んでいた分の遅れを取り戻そうと働きすぎてしまうと、疲労がたまり、再発しやすくなります。

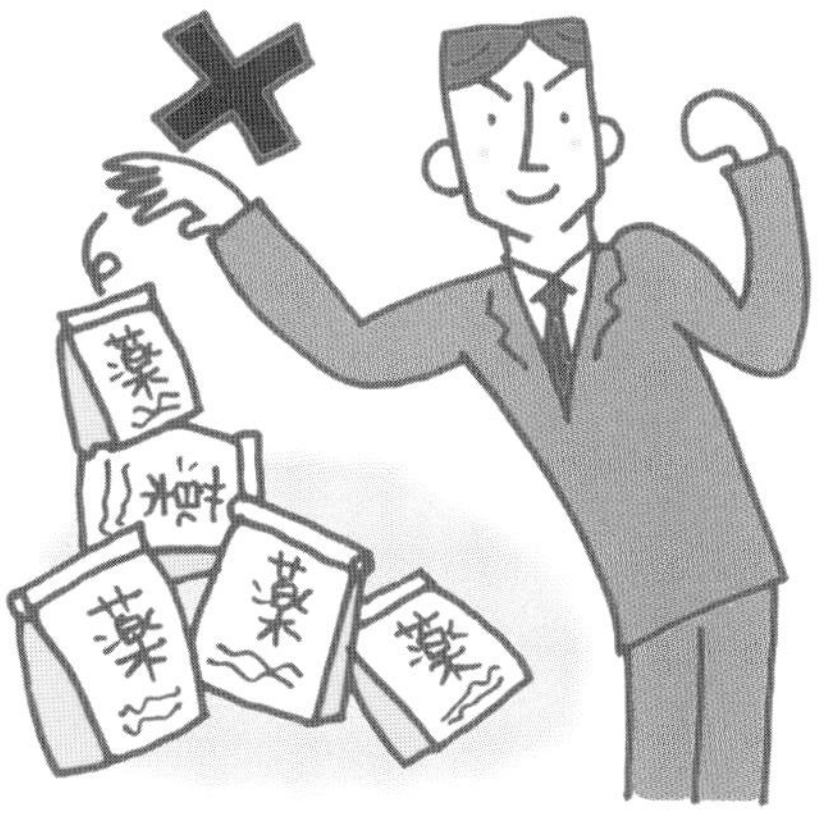

再発を防ぐポイント

Point

- ▼症状がよくなっても、薬は一定期間飲みつづける必要がある
- ▼最初の発症のきっかけや自分の性格傾向を知ることは予防につながる
- ▼柔軟な考え方や見方ができるように努力することも大切

再発予防のために薬は一定期間飲みつづける

うつ病は再発しやすい病気ですので、症状が改善しても油断は禁物です。病気をしっかり治すためにも、ある程度の期間、薬を飲みつづけることが必要です。

薬を飲みつづける期間については、はっきり決まっているわけではありませんが、**症状がよくなってから半年から1年くらいは飲んだほうがよい**とされています。

薬を飲んでいれば、仮に再発しても症状が軽くてすむというメリットもあります。

ただし、再発を何回かくり返すようなケース（反復性うつ病）や、まだ症状が残っているような場合、重症のうつ病と診断されたような場合は、1～3年程度の長期にわたって薬物治療を継続する必要があります。

再発予防のために飲む薬については、その患者さんに処方した抗うつ薬の中で**もっとも効果のあったものを少量飲みつづける**というのが基本です（**維持療法**）。

また、双極性障害（躁うつ病）の躁状態を治療する薬である**リチウム（商品名：リーマス）**も、**再発・再燃の予防に効果がある**といわれています。

さらに、てんかんの治療薬である**ラモトリギン（商品名：ラミクタール）やカルバマゼピン（商品名：テグレトール）なども再発予防効果がある**といわれます。

再発予防のためにどの薬を、どの程度の量を使うかは、患者さんによっても、また医師によっても違いますが、主治医の指示にきちんと従うことが大切です。

最初の発症のきっかけや症状を思い出す

再発を予防するためには、最初に自分がどんな状況でうつ病を発症したのか、また、はじめのころの症状はどのようなものだったのかを思い出してみることも大切です。なぜなら、一度うつ病になった人は、**同じような状況におちいったときに再発しやすく、また初期症状も同じような形であらわれることが多い**からです。

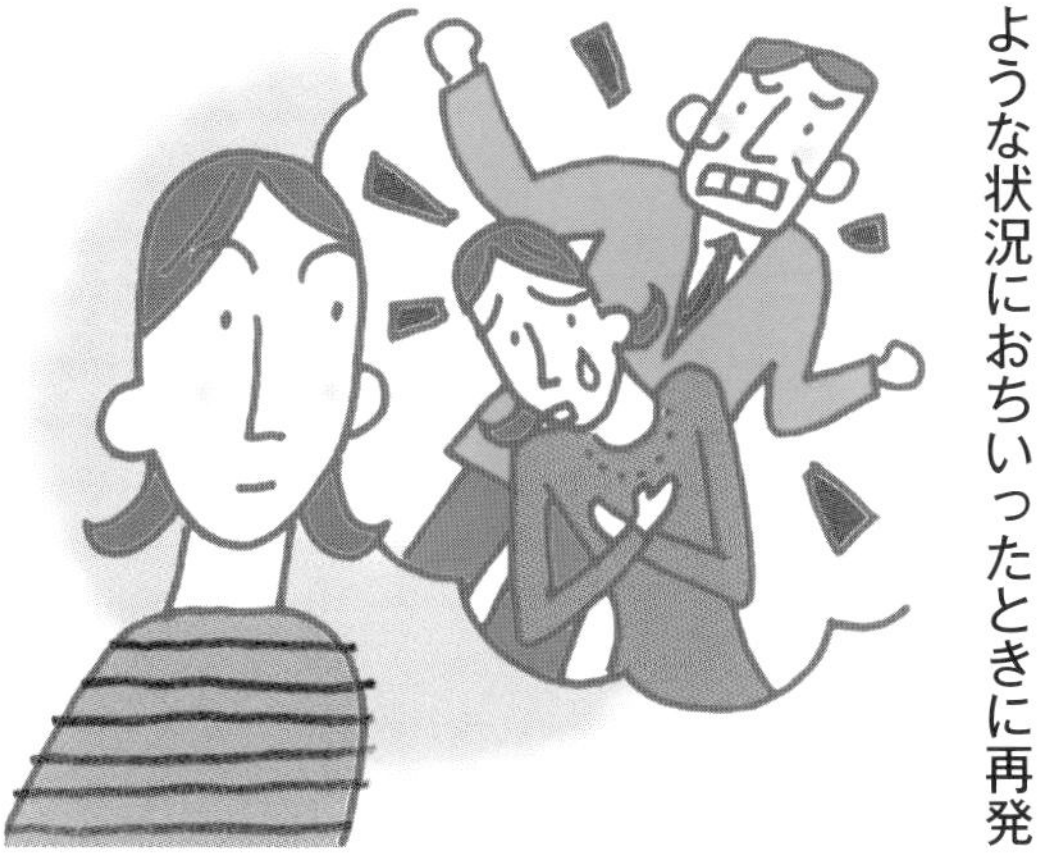

最初の発症のきっかけがわかっていれば、事前にそうした状況になるのを避けたり、それに対する準備をすることで、再発をある程度防ぐことができます。

また、症状については、自分ではなかなか気づきにくいものですが、いつもいっしょにいる家族などは「あのときと症状が似ている」とその変化に気づきやすいものです。少しでもおかしいと感じたら、早めに受診させることが大切です。

自分の性格傾向を知る

前にも述べましたが、うつ病になりやすい人には、まじめ、仕事熱心、完璧主義、責任感が強い、といった性格的特徴が見られます。もちろん、そうした性格は、あくまでも発症の一つの要素であり、決して性格だけでうつ病になるわけではありません。

ただ、「自分は性格的にこうした場面で弱い」とか「こういう場合にこんな行動をするから、あるいは、こんな考え方をするから問題が起こる」ということをきちんと理解していれば、再発の予防に役立ちます。また、仕事のしすぎが原因だったような場合には、仕事を少しセーブするなどの対策もとれます。

性格を変えることはできませんが、**自分の性格傾向を知っていれば、あらかじめ対策を講じることができる**という点が、再発を防ぐためには重要なのです。

考え方や見方を変えてみる

自分の性格の問題点を知ることと同時に、これまでの自分の考え方や見方を少し変えてみることも、再発予防の上で大切です。
　たとえば、次のようなことです。

●目標の7割で満足する…うつ病になりやすい人は、ついがんばりすぎてしまう傾向があります。目標の7割程度でもいいと思えば、気が楽になります。

●他人の評価を気にしすぎない…うつ病になりやすい人は、他人の評価を必要以上に気にする傾向があります。まわりの期待にこたえなければならないとがんばりすぎて自分を見失いがちです。他人がどう思おうと、自分の「モノサシ」、自分の「基準」を持つことが大切です。

●柔軟な考え方を身につける…「絶対に○○すべきだ」「○○でなければならない」といった「すべき思考」は、考え方に柔軟性がなくなり、どうしても「マイナス思考」におちいりがちです。また、何か少し失敗すると、「もうダメだ」「取り返しがつかない」と思ってしまいます。こうした膠着《こうちゃく》した考え方をかえて、多様な考え方や見方（視点）を身につければ、ストレスからも解放され、肩の力も抜けて楽になります。

●一人だけでかかえ込まない…うつ病になりやすい人は、何でも一人でかかえ込んでしまう傾向があります。大変だなと思ったら、家族やまわりの人に協力してもらい、自分にかかる負担を少しでも軽くすることが大切です。何か頼まれても、無理だと思ったら、「ＮＯ」といえる勇気も必要です。また、悩み事があったら、一人で悩まずに、だれかに相談しましょう。すぐに解決しなくても、だれかに話すだけで気持ちが楽になるものです。

●ものごとに優先順位をつける…あれもこれもとがんばりすぎずに、ものごとに優先順位をつけて、一つずつ処理していくようにしましょう。「明日できることは、明日やろう」というぐらい気楽に考えて、ものごとにあたることも大切です。

　以上述べたことは一例ですが、要は、何事に対してもあまりがんばりすぎず、すべて「ほどほどで十分」だと、柔軟で余裕のある考え方を身につけることが、再発予防のためには大切なポイントとなります。

　そのためには、前に紹介した「認知行動療法」や「対人関係療法」などを学び、自分の考え方を客観視したり、変えるためのきっかけにすることも大切です。

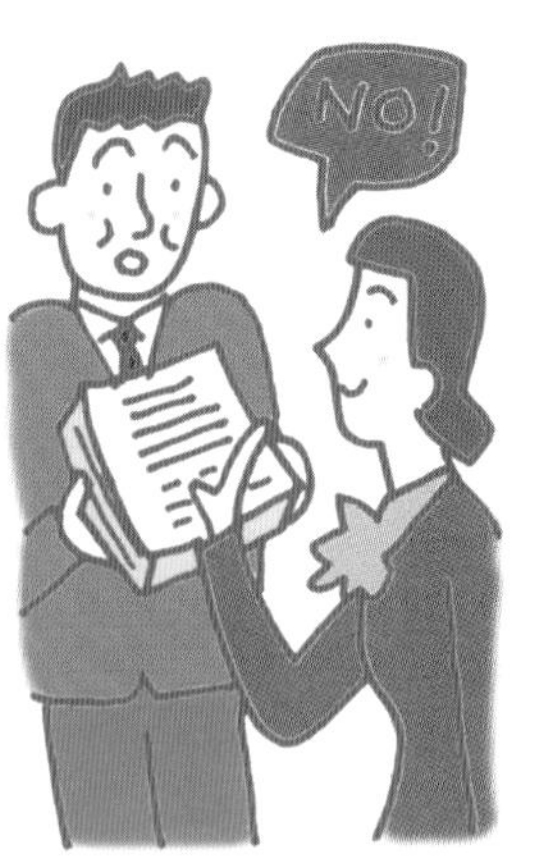

再発予防のための「維持療法」

長い場合は1～3年程度薬を飲みつづける必要がある

　うつ病は再発しやすい病気なので、うつ病から完全に回復してもとの生活に復帰できたあとも、再発予防のために薬を服用して治療をつづける必要があります。これを「維持療法」といいます。抗うつ薬による維持療法を行った場合、そうでない場合とくらべて再発の頻度が低くなるといった研究報告があり、その効果は世界中で認められています。

　はじめてうつ病になった人は、6カ月～1年、再発をくり返したり、まだ症状が残っている人、あるいは重症のうつ病と診断された患者さんの場合は、1～3年程度の長期にわたって薬による治療をつづけなければなりません。

　ただし、これには個人差があるので、担当の医師とよく相談して、指示に従うことが大切です。

主に副作用の少ないSSRIやSNRIが使われる

　維持療法では、治療で効果のあった抗うつ薬を継続して使うことが一般的ですが、維持療法は比較的長期にわたることから、多くは副作用の少ないSSRIやSNRIが用いられます。

　維持療法は、終了が近づくにつれて、少しずつ薬の量を減らしていきます。

　これは、突然服用をやめてしまうと、頭痛やめまい、吐き気などの「離《り》脱《だつ》症状」が起こるからです。ただし、医師の指示通りに薬の量を減らしていても、同じような症状があらわれる場合がありますが、きちんと医師と相談をして薬を減らすペースをゆっくりにすれば、改善させることが可能です。

■ うつ病の3段階の治療経過

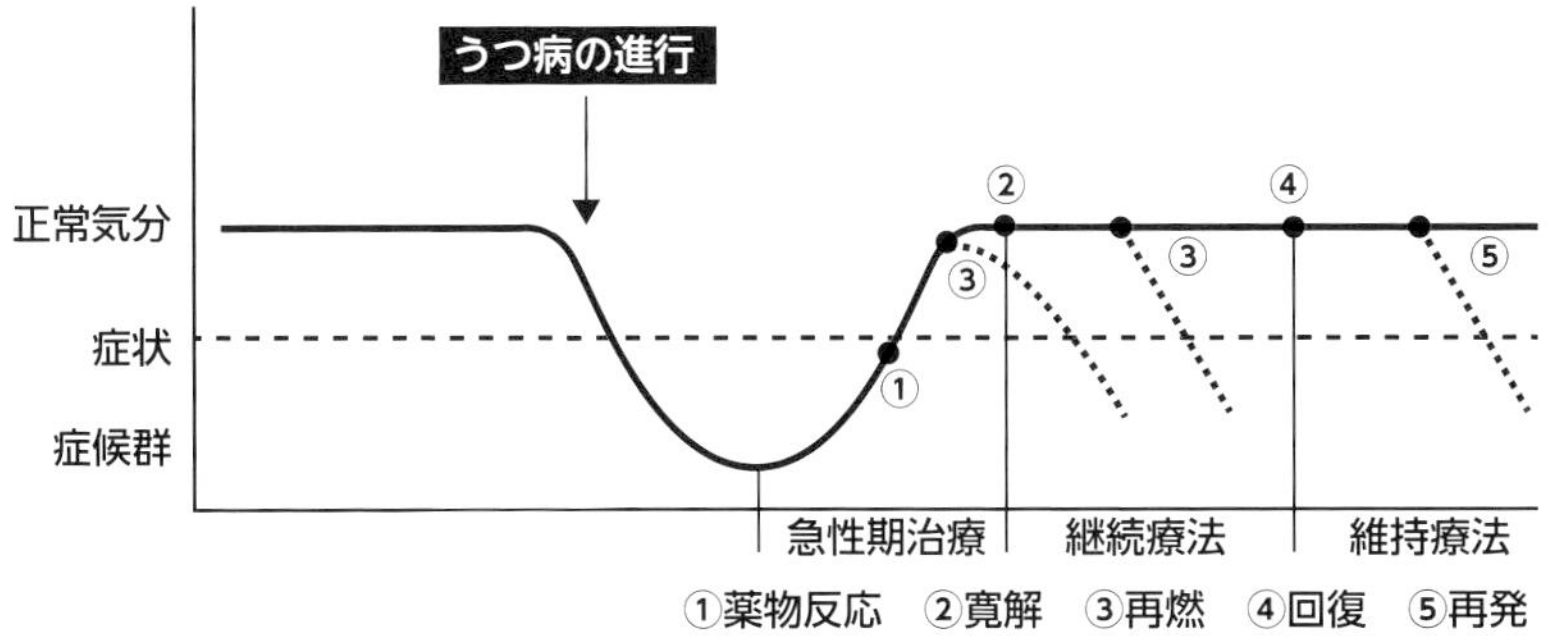

(Sullivan LR: Relapse and Recurrence of Depression. A pratical approach for prevention. CNS Drugs 4: 261-277より一部改変)

ストレスをためない工夫①

生活のリズムをととのえる

Point

- ▼ストレスをためないためには、まず生活のリズムをととのえることから
- ▼再発を防ぐには特に「睡眠」「食事」「休息」の改善が重要
- ▼起床の時間や食事の時間などを一定にし、できるだけ規則正しい生活をする

規則正しい生活は「ストレス耐性」を高める

ストレスをためると、うつ病の再発をまねきやすくなります。そのためにも、ふだんの生活で、できるだけストレスをためないような工夫をすることが大切です。

それには、まず生活のリズムをととのえることからはじめましょう。

規則正しい生活は、自律神経のリズムを安定させ、ストレスに対する「耐性」を高めてくれます。「耐性」とは「抵抗力」のことです。

「睡眠」「食事」「休息」の3つが重要

私たちの生活は、主に「睡眠」「食事」「休息」「運動」「仕事（勉強）」の5つの要素から成り立っています。この5つがうまくバランスがとれていれば、仮にストレスがかかっても、うまく対応することができます。

この中でも、「睡眠」「食事」「休息」がとりわけ重要です。ところが、**うつ病になりやすい人は、「仕事」の面を重視し、「睡眠」「食事」「休息」といった面を軽視しがちです。**

特に、中高年の働きざかりの人にはその傾向が強いようです。しかし、「寝る間《ま》も惜しんで仕事をする」ことを美徳とする考え方を改めない限り、せっかくうつ病がよくなっても再発してしまう危険性があります。

再発を防ぐためにも、これからは「睡眠」と「食事」、そして「休息」の3つを生活の重要な一部として考え直すことが必要です。

「体内時計」のリズムをととのえる

1日は24時間ですが、実は、人間

が本来持っている生体リズムはおおよそ25時間だといわれています。そのため、光や音などが1日中変わらない環境で生活すると、人間は25時間ごとに寝たり起きたりするようになるといわれます。

この25時間のリズムを、24時間単位で生活するように、ズレをリセットしているのが「体内時計（生体時計）」といわれるものです。

体内時計には、自律神経やホルモンの分泌をコントロールする働きがあります。そのため、うつ病のために「昼夜逆転」など不規則な生活になって体内時計のリズムが乱れると、「自律神経の支配下にある内臓の働きが悪くなる」「血圧が不安定になる」「疲れやすくなる」「抗ストレス作用のあるホルモンの分泌が少なくなってストレスに弱くなる」など、心身にさまざまな影響が出てきます。

この体内時計は、朝起きたときに目から入ってきて脳に届けられる「光の信号」と、食事によって上がる「血糖値上昇の信号」によってリセットされ、1日のリズムを刻んでいます。ですから、**体内時計を乱さないためには、朝起きる時間や食事の時間をできるだけ一定にして、規則正しい生活にすることが大切**です。

体内時計のリズムをととのえることが、うつ病の回復にもつながり、また再発予防にも役立つのです。

■ 体内時計のリズムをととのえるための５つの工夫

1 毎朝、決まった時間に起きて朝日を浴びる

朝起きてすぐに太陽の光を浴びると、目から光の刺激が脳に届き、体内時計がリセットされます。

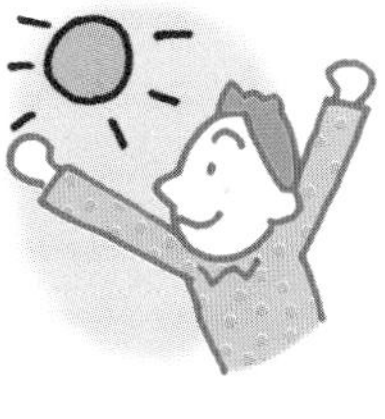

2 ３度の食事は規則正しく。特に朝食は大切

１日のはじまりに早く血糖値を上げることで、その日のリズムがつくりやすくなります。

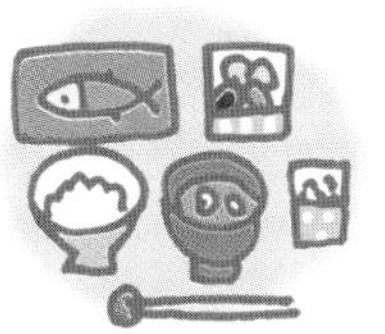

3 昼間はできるだけ外へ出る機会をつくる

だらだらと過ごすのではなく、メリハリのある生活が大切です。ウオーキングなどで体を動かせば、寝つきもよくなります。

4 毎日、できるだけ人とふれあう

人と会い、話をすることで、社会のリズムを感じることができます。

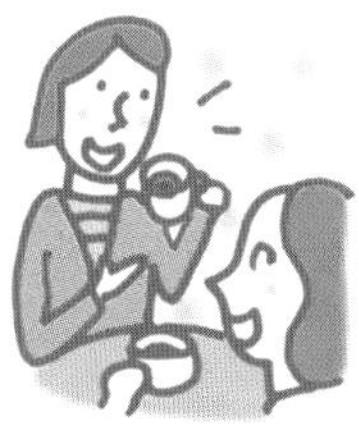

5 生活の記録をつける

起床時間や就寝時間、食事、運動、家事など、毎日の自分の行動を記録することで、生活リズムが乱れていないかどうかチェックできます。

悪玉ストレスを減らす

Point

▼人間関係のトラブルなど、努力すれば避けられるストレスは極力避ける
▼ストレスを減らすには、よい人間関係を築くことも重要
▼特に親や親しい友人など「重要な他者」との関係を良好に保つことが大切

ストレスをコントロールする3つの方法

適度なストレスは、人間が生きていく上でのエネルギー源となりますが、過度のストレス（悪玉ストレス）は、心身に悪影響をあたえ、うつ病をはじめ、さまざまな心の病気の原因となります。

うつ病の再発を防ぐためには、日常生活でいかにストレスをため込まずに、そして上手にストレスをコントロール（解消）していくかがポイントとなります。

ストレスをコントロールするには、主に次の3つの方法があります。

①ストレスの要因を減らす
②ストレスに対する耐性を高める
③ストレスを上手に解消する

まず、ここでは①について述べましょう。

避けられるストレスを減らす

ストレスには、避けることができないストレスと、努力すれば避けることができるストレスがあります。前者には、配偶者の死や本人の病気やケガなどがあり、後者には人間関係のトラブルや仕事による過労などがあります。

大切なのは、後者の「努力すれば避けることができる」ストレスをいかに減らすかです。特に、**人間関係が原因のストレスを減らすことは非常に重要**です。そのためには、コミュニケーション能力や、自己表現（アサーション）の技術を高めることが役立ちます。人間関係でストレスをためないためには、とりわけ次の2つを心がけましょう。

●伝えたいことを率直に表現する…

できないことはできないと、はっきり伝えましょう。「がまん」はストレスをためます。

●自分の正直な気持ちを誠実に表現する…「こうあるべき」「こうしなければならない」という考えにとらわれずに、自分の気持ちと正直に向き合いましょう。また、相手の反応をあまり気にしすぎないことも大切です。

よい人間関係はストレスを減らす

また、ストレスをもたらすのが人間関係なら、**ストレスを解消するのもまた人間関係だ**、ということを知っておくことも大切です。現代人になぜストレスが多いかといえば、ストレスになるような人間関係ばかりが多く、ストレスを解消できるような人間関係が少ないからだともいえます。自分の悩みを率直に打ち明けることができる家族や友人を持てば、自分一人でストレスをかかえ込まずにすみます。

親しい人との関係が悪いとストレスがたまりやすい

私たちは、自分を中心にして次のような性質の異なる3つの人間関係を持っています。

①配偶者や恋人、自分の親・兄弟姉妹、非常に親しい友人など、もっとも頼りになる大切な存在（重要な他者）

②ふつうの友人、親戚など、つきあいに少し距離がある人

③仕事上の人間関係など

この3つの人間関係がうまくいっている人ほど、ストレスがたまりにくく、またストレスに強い人といえます。

一方、この3つの人間関係の中で、もっとも親しい大切な存在である①の人間関係がうまくいっていない人は、大きなストレスを受けやすく、それがうつ病を引き起こす原因になることもあります。

うつ病を防ぐという意味でも、また大きなストレスをかかえ込まないためにも、①の**「重要な他者」と常にコミュニケーションをはかり、親密な関係に保つことが大切**です。

一方、②や③との関係については、「つかず離れず」の、ほどほどの距離をとることが必要かもしれません。

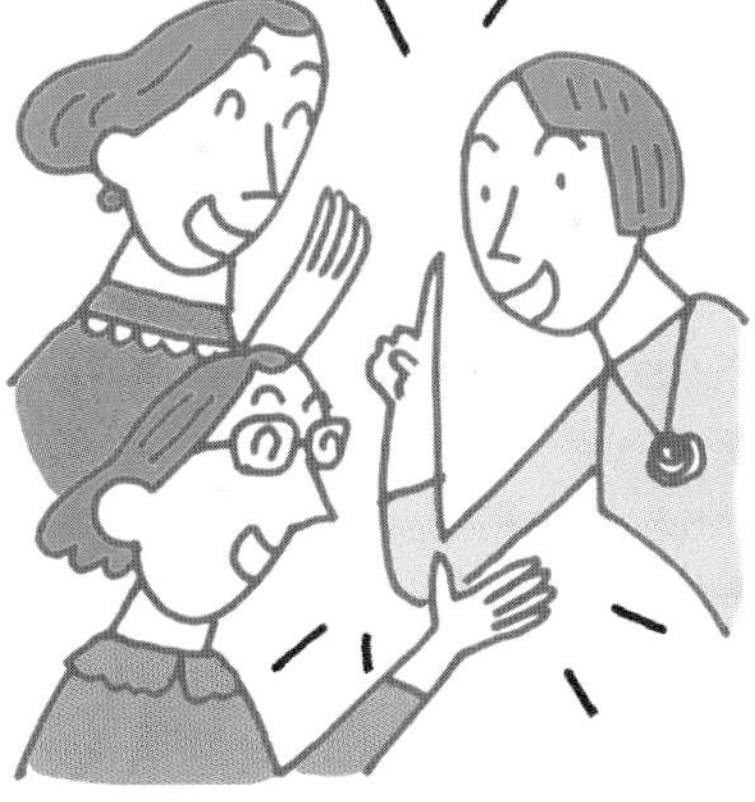

ストレスをためない工夫③

ストレスに対する抵抗力をつける

Point

▼ストレスを上手に受け止める「ストレス・コーピング」を身につける
▼直面しているストレスを冷静に分析してみる
▼問題解決のために「何をしたか」ではなく「どう行ったか」の過程が大切

ストレスは受け止め方で強くも弱くもなる

同じようなストレスを受けても、人によってその受け止め方には差があります。たとえば、同じ仕事をしても、それを「非常にきつい」と感じるか、「やりがいがある」と感じるかによって、仕事に対するストレスの度合いはまったく違ってきます。つまり、**ストレスの受け止め方や対処の仕方によって、ストレスの質や強さがずいぶんかわってくる**わけです。

ストレスをどう受け止め、ストレスに対してどのように行動したらよいかを考えることを「ストレス・コーピング」といいます。「コーピング」とは対処法という意味です。

人はふだん、意識するしないは別にして、さまざまな方法でストレスに対処しています。一人でよく考える、人に相談してみる、気分転換をはかる、ストレスに立ち向かう、逆にストレスを回避するなどで、これらをうまく組み合わせながらストレスに対処しています。このストレス・コーピングは、人によって異なりますが、その対処の仕方によって、結果がよくなったり、悪くなったりします。

よいストレス・コーピングとは、ときに応じて、場面に応じて、適切な対処法を持っているということです。また、自分の能力に応じた方法で対処することも重要です。自分の能力を超えた対処法をとろうとしても、うまくいかなかったり、かえってストレスをふやす結果となってしまったりします。

反対に、悪いストレス・コーピングとは、自分がかかえているストレ

■ストレスに強い人の特徴

- ●何かイヤなことがあっても「まあ、いいか」と受け流せる（くよくよ考えない）
- ●マイペースを保てる
- ●切りかえが上手
- ●人生は思い通りにならないと思う
- ●失敗してもタイミングが悪かったと考える（だれのせいにもしない）
- ●相手の事情も想像することができる
- ●何事も経験と思う
- ●困ったとき「助けて」といえる人を何人も持っている
- ●仕事を離れた趣味を持っている。共通の仲間がたくさんいる

スに真正面から向き合わずに、アルコールや薬物、ギャンブルなどに逃避して、「依存症」の状態にはまり込むような対処法です。これでは根本的な解決にならないばかりでなく、現状よりさらにひどいストレスや経済的困難、身体疾患をかかえ込むことになります。

「何をしたか」ではなく「どう行ったか」の過程が大切

ストレスがもっとも強く感じられるのは、それに対してどうしたらよいかわからなくなったときです。逆にいえば、**「問題解決のための方法がわかっていると、ストレスに対する抵抗力が高まる」**ということです。そこで、何かストレスとなるような問題が起きたときには、次のような手順で考えてみましょう。

①**直面しているストレスをできるだけ客観的に評価してみる**…いま起き

ていることは、ほんとうに自分にとって大きな問題なのかと冷静に考えてみます。その際、自分が「自動思考（マイナス思考）」（１４６ページ参照）におちいっていないかどうか検証します。

②解決目標を具体的に設定する…起きている問題が、避けて通れない解決すべき問題であると認識したら、次は、その問題を自分はどう解決したいのか、その現実的な目標をできるだけ具体的に設定してみます。

③問題点を、より小さく、管理しやすい課題に細分化してみる…ストレスの原因となった問題をこまかく分解して検討してみると、具体的な対応策が見えてきます。

④自分と他者を置きかえてみる…自分がかかえているのと同じような問題を、ほかの人だったらどう処理するだろうかと考えてみます。

⑤解決策の長所と短所を比較してみる…いくつかある解決策の、それぞれの長所と短所を比較検討してみます。もっとも実際的でない、望ましくないものから、もっとも実際的で望ましいものまでを順番に並べてみます。

⑥解決策を実行する様子をイメージしてみる…もっともよいと思う解決策を実行したときの様子や、その後の結果について、イメージの中でリハーサル（メンタル・リハーサル）してみます。

⑦実際に実行してみる…失敗することも十分に考慮した上で、解決策を実行に移してみます。仮に失敗しても、「試せたこと自体がよかった」「失敗は問題解決過程を再びやり直すために必要なフィードバックだった」と前向きに考えるようにします。

⑧もう一度問題を考え直してみる…問題解決の試み、という観点から、あらためて問題を考え直してみます。

この場合に大切なのは、**「何をなしえたか」ではなく、「どのように行ったか」**という過程の評価だということです。

また、自分を過大に評価したり、反対に過小評価することなく、あるがままに受け入れることも大切です。

そして、ストレスをストレスとして受け入れ、そのストレスを自分を向上させる「適度なストレス」となるように上手にコントロールすることができれば、ストレスに対する抵抗力（耐性）が高まり、次に同じようなストレス状況におちいっても、うまく対処できるようになります。

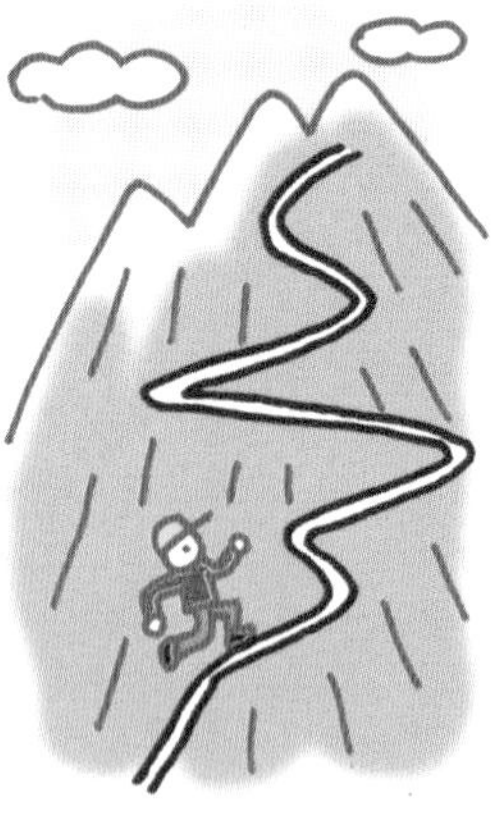

ストレスをためない工夫④

ストレスを上手に解消する

Point

- ▼ストレスは蓄積する前にできるだけ早く解消することが大切
- ▼まずは100%自分だけの時間を持つこと
- ▼「気持ちがいい」と思えるストレス解消法を見つけて実行する

たまりすぎる前に解消することが大切

現代生活では、ストレスをなくすことはまず不可能です。「ストレスはあってあたりまえ」と考え、その上で、ストレスをどのように発散・解消するかを考えましょう。

ストレスを上手に発散するためには、次の2点が大切です。

①ストレスにもっと敏感になる…うつ病になる人は、ストレスにさらされていることに気がつかなかったり、ストレスがかかっていることを認めたがらない傾向があります。うつ病とストレスには密接な関係があります。ストレスに対してもっと敏感になりましょう。

②ストレスは早めに解消する…ストレスがかかっていると感じたら、できるだけ早めに解消する習慣をつけましょう。軽いストレスでも、蓄積すれば大きなストレスとなります。ストレスは、程度が軽いうちに、なるべく早く解消することが重要です。

自分なりの解消法を見つける

具体的にストレスを発散させるには、とにかくまず「**100%自分のために使える時間をつくる**」ことが先決です。短い時間でもかまいません。趣味やスポーツなどの「好きなこと」に没頭できる時間を意識的に、そしてできれば定期的につくることが大切です。

ただし、多くの場合、ストレスがたまっているときほど多忙で、趣味などの時間を割くことがむずかしいという現実があります。そのため、時間や場所にしばられない、手軽で自分に合ったリフレッシュ法を選ぶことがコツです。次にいくつか、おすすめのストレス解消法をご紹介しましょう。

●適度な運動（ウオーキング、サイクリング、ストレッチ）

適度な運動は、ストレス解消と体力づくりが同時に行えるよい方法です。運動の習慣がない人は、だれでも簡単にできるウオーキングなどからはじめることをおすすめします。ウオーキングは、四季折々、まわりの風景を楽しみながら行うことができるので、ストレス解消にもってこいです。

●音楽を楽しむ（聴く、歌う、踊る）

「音楽療法」という療法があるように、気に入った音楽を聴くことで心をリラックスさせることができます。音楽は移動中でも楽しめます。聴くだけでなく、歌ったり、踊ったりすることも、よい気分転換になります。鳥のさえずりや小川のせせらぎの音などの環境音楽も心がいやされます。

●自然を楽しむ

森の中や公園を散策することはもちろん、庭でガーデニングを楽しんだり、土をいじったり、部屋の中に花を飾ったりするだけでも、ストレス解消効果が得られます。

●趣味を楽しむ

映画や演劇を鑑賞する、旅行に行く、絵を描く、楽器を演奏する、男性であれば料理や日曜大工など新しいことにチャレンジしてみる、などいろいろあります。好きなものを選びましょう。

●ぬるめのおふろに入る（半身浴）

38度前後のぬるめのお湯に20〜30分つかって汗をかく半身浴《はんしんよく》は、全身浴よりも体を温める効果があります。また、ぬるめのお湯は、血液循環をよくして緊張をほぐし、気持ちをゆったりさせるリラクゼーション効果があります。おふろに入りながら、読書や音楽、アロマを楽しむのもよいでしょう。

●気の合う友人とおしゃべりする

仲のよい友人に日ごろの悩みやぐちを聞いてもらうだけで、かなり気持ちがスッキリします。また、思考も整理されます。

●動物とふれあう

動物とのふれあいは、ストレス軽減効果に加え、孤独感をいやすなど、心身によい効果をもたらしてくれます。

ストレス解消法は、**自分が「気持ちがいい」と思えるものなら何でもかまいません。**

ここに紹介したもの以外にほかにもいろいろありますので、自分に合ったもの、自分が「気持ちがいい」と感じるものを選ぶことが長つづきするコツです。

ストレスをためない工夫⑤

心と体の緊張をやわらげる

Point

- ▼「自律訓練法」は心と体をリラックスさせるすぐれた方法
- ▼「筋弛緩法」「腹式呼吸」「10秒呼吸法」は仕事中でも簡単にできる
- ▼プレッシャーのかかる場面で腹式呼吸をすれば気持ちが落ち着く

心身をリラックスさせる自律訓練法

自律訓練法は、もともとは精神科の催眠《さいみん》療法から生まれた治療法で、自己暗示によって催眠と似た状態をつくり出すものです。催眠状態は、心身をリラックスさせ、ストレスに対する抵抗力（耐性）を高めるとされています。この療法を習得すれば、全身の緊張がほぐれて疲労が回復し、ストレスの影響が強いと考えられるさまざまな心身の不調が改善すると報告されています。

自律訓練法は、静かな環境で、座って目を閉じた状態で数分間程度で行える簡単な療法です。自律訓練法だけでうつ病を治すことはできませんが、**心身を安定させるためにはすぐれた方法**ですので、ぜひ覚えておきましょう。

そのほかのリラクゼーション法

自律訓練法以外にもいろいろなリラクゼーション法があります。自分に合ったものを試してみましょう。

●**筋弛緩《きんしかん》法**…筋肉を緊張させたあとに、一気に脱力《だつりょく》することで緊張をほぐす方法です。

●**腹式《ふくしき》呼吸**…腹式呼吸をすると、リラックスの脳波であるα《アルファ》波がふえ、心の安定、脳の活性化などさまざまな効果があるといわれています。自律訓練法を行うときもこの腹式呼吸です。プレッシャーのかかる場面で落ち着くために行っても効果があります。

●**10秒呼吸法**…深呼吸に少し工夫を加えたリラクゼーション法です。心や体が疲労していたり、緊張しているときに行うと効果的です。

うつ病のためのリラクゼーション法

■自律訓練法

・はじめに、ベルトや時計など、体を締めつけるものをはずします。
・静かな部屋で、あおむけに寝るか、イスにゆったり座ります。
・軽く目を閉じ、深く、静かに、ゆっくりとした腹式呼吸をします。
・まず、「気持ちがとても落ち着いている」と暗示をかけます（基礎公式）。
・次に、下の「６つの公式」と呼ばれる「暗示」をとなえていきます。

1

「右手が重い」。次に、左手、右足、左足が重いとつづけていく。

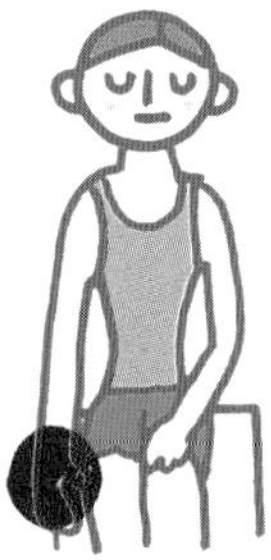

2

「右手が温かい」。次に、左手、右足、左足が温かいとつづけていく。

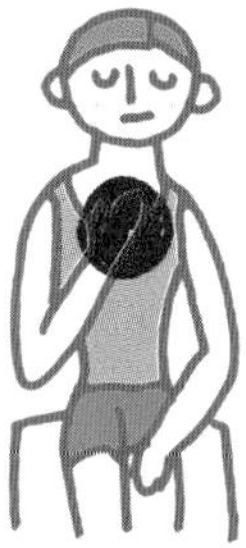

3

「心臓が静かに鼓動している」

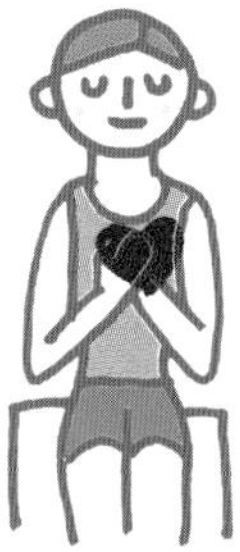

4

「楽に呼吸している」

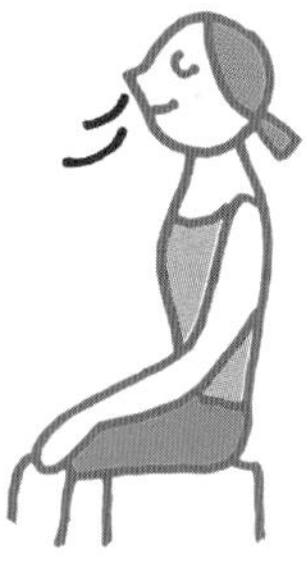

5

「おなかが温かい」

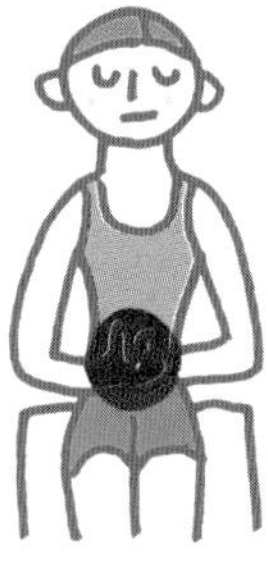

6

「ひたいが心地よく涼しい」

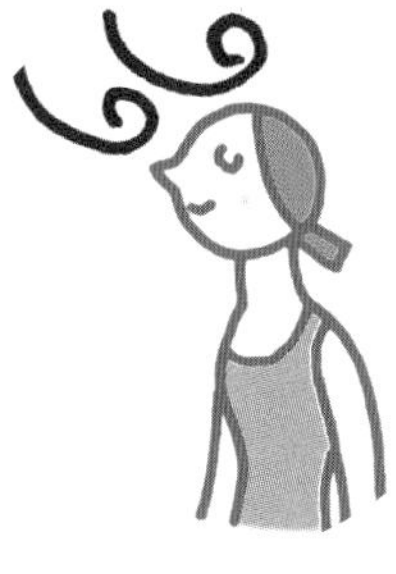

※６つの公式は、最初は２ぐらいまででも、十分に効果があります。
※あたたかくて落ち着ける場所を思い浮かべながら行います（温泉でぽかぽか、ひなたぼっこでほっこり、など）。

●練習後は、活動レベルを戻すため、以下の「消去動作」を行います。

・５〜６回、両手を握ったり開いたりする。
・２〜３回、両ひじを曲げたりのばしたりする。
・大きく背のびをし、目を開ける。
※消去動作をしないで、いきなり立ち上がったりすると、ふらついたり転倒することがありますので、必ず行ってください。

■筋弛緩法

楽な姿勢で行います（イスに座っても、立ったままでもOK）。

1

肩の力を抜く

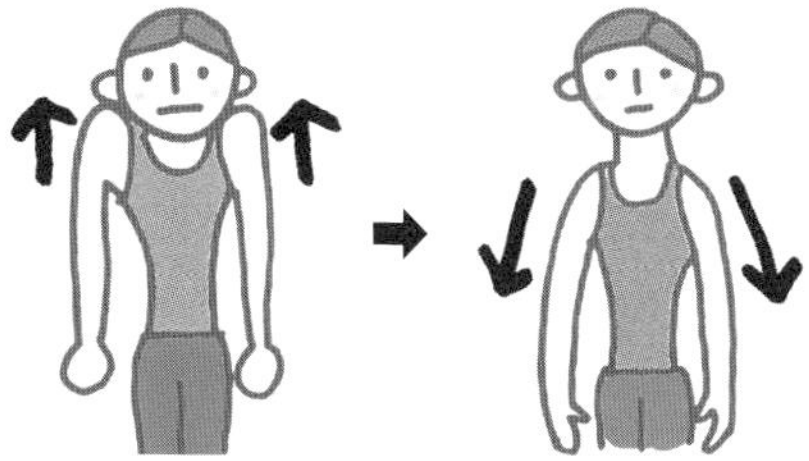

①力を抜いてゆっくり呼吸する。
②両肩を持ち上げて力を入れる。
③ 10 秒数えたら肩の力をストンと抜いて、肩から背中にかけての筋肉がゆるんでいくのを感じとります。

2

腕の力を抜く

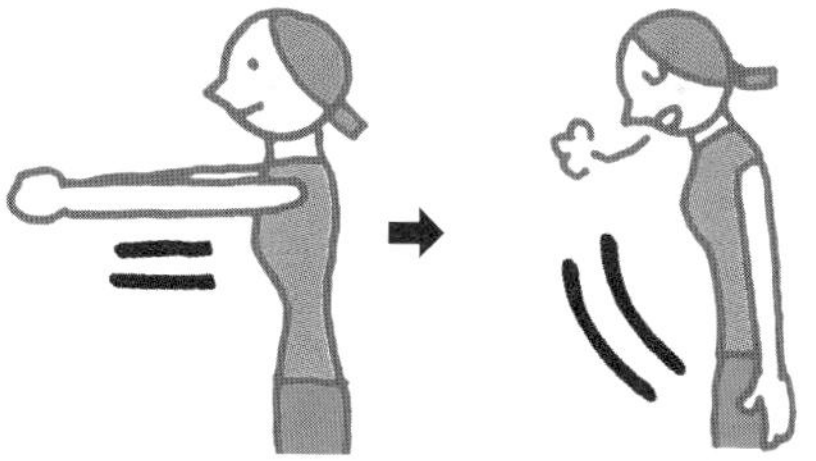

①力を抜いてゆっくり呼吸する。
②両腕を肩の高さで前にのばして握りこぶしをつくり、こぶしにゆっくり力を入れていき、ぎゅっと握り締めます（筋肉が過度に緊張しているのを感じとります）。
③ 10 秒数えたら、手の先から肩まで一気に力を抜きます（緊張がゆるんでいくのを感じとります）。

■腹式呼吸

1 肺をからっぽにするイメージで、ゆっくり「フーッ」と口をすぼめて息を吐き出します。

2 すべて吐ききったら、2～3秒息を止め、そのあとゆっくり鼻から息を吸います。

3 肺のすみずみまで空気がいきわたったら、2～3秒息を止め、再び口から吐き出します（これをくり返しながら、深く眠っているときのように楽に息をすると、全身がリラックスします）。

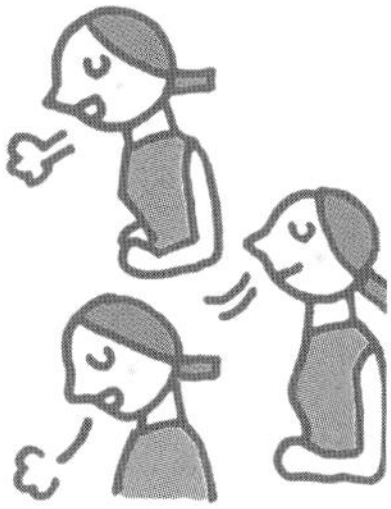

※おなかに手をあてて行うと、呼吸の感じが伝わりやすくなります。
※息をすべて吐ききることがコツです。

■ 10 秒呼吸法

1 楽な姿勢でイスに座り、静かに目を閉じます。

2 すでに吸っていた息を吐き出します。

3 鼻から静かに息を吸っていきます。「1」「2」「3」とゆっくり息を吸っていき、「4」でいったん止めます。

4 「5」「6」「7」「8」「9」「10」と、口からゆっくり息を吐き出していきます。

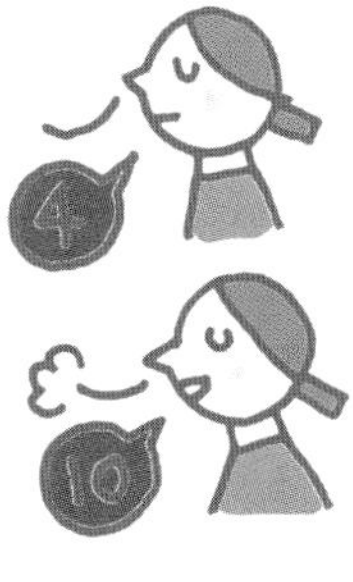

※終了するときは、ゆっくり自然な呼吸に戻して目をあけます。そして、両腕を上げて、手をグー（握る）、パー（開く）することを 10 回ほどくり返します。のびをして、すっきりした気分で「よし、終了！」と気持ちを切りかえたら終了です。

ストレスをためない工夫⑥

質のよい食事と睡眠

Point

- ▼「食事」は1日3食規則正しく。特に朝食は脳を活性化させるためにも重要
- ▼アルコールやタバコなど依存性のある嗜好品は控える
- ▼不眠になりがちなうつ病の患者さんにとって質のよい睡眠は非常に大切

食事は規則正しく特に朝食は大切

規則正しい生活は、自律神経のリズムを安定させ、ストレスに対する抵抗力を高めてくれます。

中でも、食事と睡眠は大切です。食欲不振はうつ病の患者さんの多くに見られる症状ですが、**1日3食、できるだけ決まった時間に食事をすることは、睡眠同様、生活リズムをととのえるためにも重要**です。

1日3食のうち、**もっとも大切なのは朝食**です。朝食をとることで体温が上がり、交感神経が活発になって、脳や体が活性化します。また、脳は糖分（ブドウ糖）を唯一の栄養源としていますので、朝食を抜くと脳に十分に栄養が供給されず、イライラや神経過敏の原因ともなります。さらに、**糖分には抑うつ感をやわらげる作用がある**といわれています。そのため、朝はごはんやパンなどの炭水化物をしっかりとりましょう。

食事では**栄養のバランスも大切**です。いろいろな食品を食卓にのせ、栄養の過不足がないようにしましょう。その意味で、**和食は、多種類の食品を少量ずつまんべんなくとることができる**のでおすすめです。

依存性のある嗜好品には要注意

アルコールには、一時的にゆううつな気分をやわらげる作用や寝つきをよくする入眠作用があります。しかし、大量の飲酒はかえって症状を悪化させ、薬物療法にも悪い影響をあたえる可能性があるので、治療中は禁酒しましょう。

タバコのニコチンには抗不安作用がありますが、作用時間は短く、す

■「質のよい睡眠」のための10のポイント

- 睡眠時間は人それぞれ。日中の眠気で困らなければ十分と考える
- 朝は決まった時間に起きる
- 日中十分に光を浴びる
- 夜は無理に眠ろうとしないで、眠たくなったら床につく
- 眠れないときは「そのうち眠れる」といい聞かせ、自然に眠りがくるのを待つ
- 就寝前の刺激物（アルコール、カフェイン）、喫煙を避ける
- 夜食を控える
- 寝る前には自分なりのリラックス法で気分を落ち着かせる（いやしの音楽、アロマなど）
- 眠りに快適な環境にする（室温は夏が25度前後、冬は15度前後、湿度50 ～ 60％が理想。明るさはリビングの10分の１程度の明るさが安眠しやすい）
- どうしても眠れないときは医師に相談して睡眠薬を処方してもらう

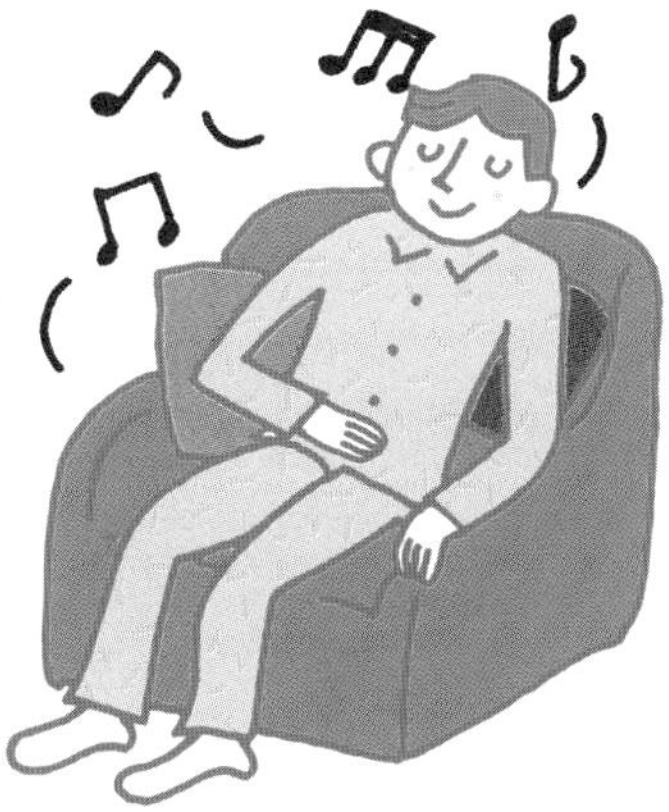

ぐにリバウンドがきて不安感はいっそう強くなります。

質のよい睡眠はストレス緩和に不可欠

ストレスが多いと、不眠になりがちです。不眠になると心身に悪い影響をあたえ、それがまたストレスがたまる原因となります。この悪循環を断ちきるには、まず、**毎日の睡眠と覚醒のリズムを安定させることが大切**です。そのためには、朝は決まった時間に起き、夜もできるだけ一定の時間に就寝する習慣をつけることが理想です。ただし、必要な睡眠時間は人によって異なります。翌日眠気で困らなければ、少ない睡眠時間でもかまいません。どうしても眠れなければ、主治医に相談して睡眠薬を処方してもらいましょう。現在主流のベンゾジアゼピン系の睡眠薬は、副作用も少ないので安心です。

社会復帰のタイミング

Point

- ▼最初は「慣らし運転」から。復帰のタイミングをまちがうと再発することも
- ▼人間関係が原因で発症した場合は、慎重に職場復帰の仕方を検討する
- ▼復帰してもあせりは禁物。少しずつレベルアップしていくことが大切

「慣らし運転」からはじめて徐々にレベルアップしていく

治療が順調に進み、いわゆる「回復期」に入ると、会社員であれば、そろそろ会社に復帰するかどうかを検討します。ただし、本人がいかに早い復帰を望んでも、タイミングをまちがうと、復帰してもすぐ再発する心配があります。うつ病の場合、完全に回復したかどうかの見きわめは非常にむずかしいので、主治医は患者さんの回復の状態を見ながら、慎重に復帰のタイミングを判断します。

主治医の許可も出て、復帰のメドが立ったら、患者さんと職場の上司、人事担当者、家族とよく話し合って（必要なら主治医も同席）、復職の準備を進めますが、ここで大切なことは、患者さんが無理なく復帰できるような環境をととのえることです。また、復職にあたっては、本人の「意欲」があることが大前提です。

スムーズに社会復帰するためのポイントを次にあげてみましょう。

●**最初は「リハビリ出勤」から**…復帰当初は、週に２日くらい、１日４時間程度の短縮勤務にしてもらい、仕事自体も自分のペースで進められる軽めのものにしてもらいましょう。職場に復帰すると、ついがんばりすぎてしまいますが、くれぐれもゆっくりと時間をかけて適応していくことが大切です。大体、１カ月くらいをメドにふつうの通勤のペースに戻すと考えればよいでしょう。

●**もとの職場に固執しない**…発症の「きっかけ」が上司や同僚との人間関係にあった場合は、ほかの部署への異動を考える必要があります。ただし、新しい職場が本人が望まない部署の場合にはかえって落ち込む原

■復帰の条件

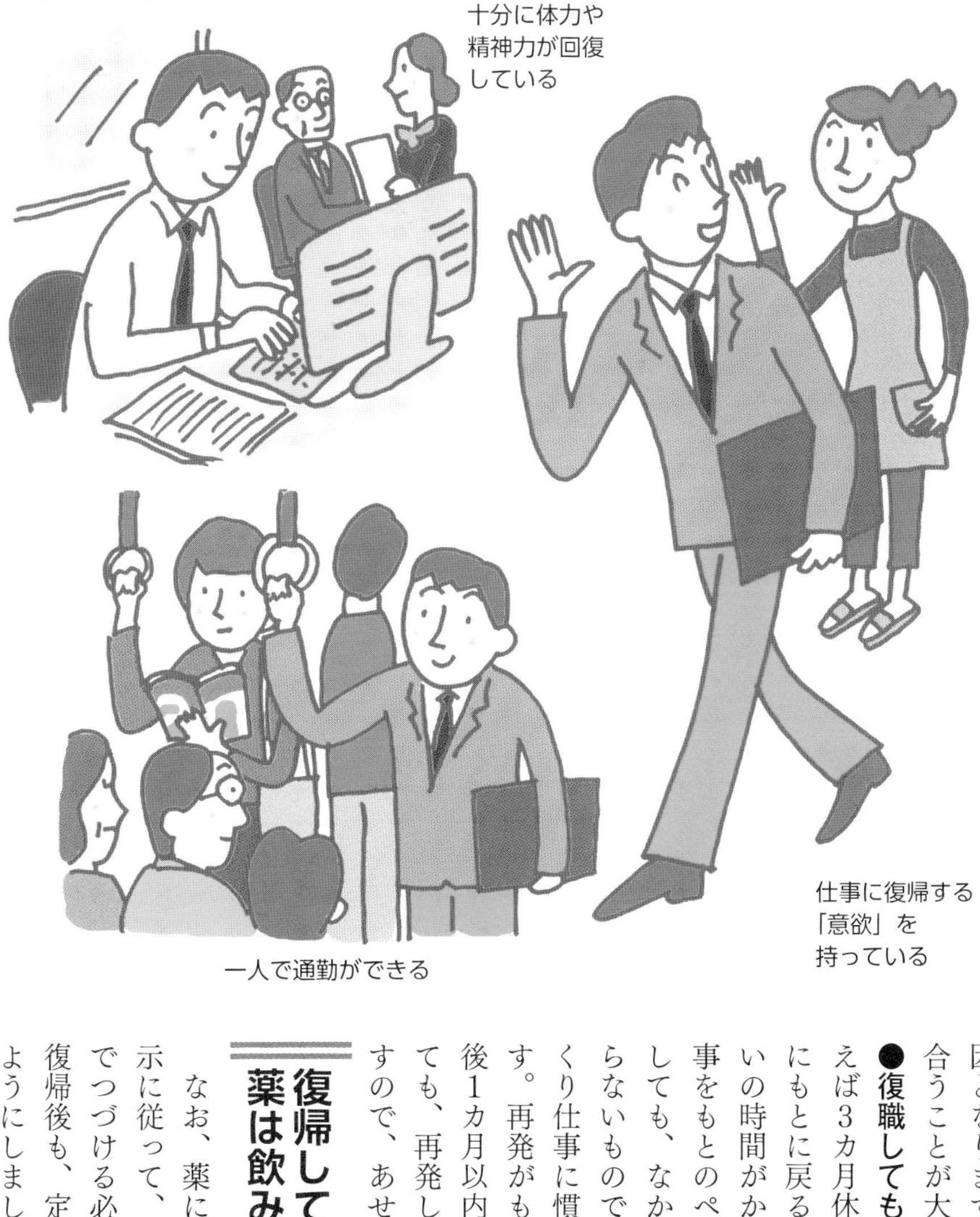

因となりますので、本人とよく話し合うことが大切です。

●**復職してもあせらないこと**…たとえば3カ月休職した人の場合、完全にもとに戻るのは、やはり同じくらいの時間がかかります。少しずつ仕事をもとのペースに戻していったとしても、なかなか完全にはもとに戻らないものです。あせらずに、ゆっくり仕事に慣れていくことが大切です。再発がもっとも多いのは、復職後1カ月以内です。せっかく復帰しても、再発したら「元《もと》の木阿弥《もくあみ》」ですので、あせりは禁物です。

復帰しても薬は飲みつづける

なお、薬については、主治医の指示に従って、主治医の許可が出るまでつづける必要があります。また、復帰後も、定期的な通院はつづけるようにしましょう。

❖うつ病をさらによく知るためのQ&A

Q 高校生の息子ですが、「引きこもり」の状態が長くつづいています。うつ病ではないかと心配です。

A 確かに「引きこもり」の背景に精神疾患が存在することがあります。具体的には、適応障害、不安障害、パーソナリティ障害、統合失調症などです。

　中でも、特に注意が必要なのは統合失調症です。もし統合失調症であれば、薬物の投与が必須となりますし、放置すると症状が悪化して回復がむずかしくなるからです。息子さんに幻覚（幻聴）や妄想などの症状があったら、統合失調症を疑ってみる必要があります。

　一方、ぼんやりしたり、ふさぎ込んでいたり、好きなことにも興味がなくなり生活全般に意欲が感じられずに、死にたいなどと訴えたりするような場合は、うつ病の可能性があります。

　いずれにしても、まず学校側と相談することをおすすめします。いきなり病院、特に精神科などに連れて行くことには抵抗感があるでしょうし、また年齢的に反抗期でもあることから、こじれてしまう場合があります。

　親が子どもの様子をきちんと観察して、はじめはとりあえず親だけが医師に相談するという方法もよいでしょう。

Q 就職したばかりの22歳の息子が、だんだんやる気をなくしてしまい、会社を休みがちです。仕事以外のことをしているときは元気なのですが、うつ病なのか、それとも五月病などほかの病気なのか心配です。

A 「五月病」は正式な病名ではありませんが、大学受験などで張り詰めていた気持ちが、合格したとたん、その反動で気がゆるみ、そのままずるずると無気力になってしまう状態をいいます。覇気《はき》がなく、抑うつ的であって、しかもうつ病ではないと判断されれば、五月病の可能性があります。どちらかというと、いわゆる「燃えつき症候群」に近いかもしれません。ただ、五月病の場合、一応、うつ病の可能性も疑ってみる必要はあるでしょう。

　息子さんは仕事以外のときは元気だといいますから、まずうつ病ではなく、おそらく「アパシーシンドローム（無気力症候群）」のようなものだと考えられます。

　アパシーシンドロームは、無気力が主な症状で、若い男性に多く見られるものです。ほかに、「自発性が低下する」「感情の起伏が小さくなる」「周囲に無関心になる」といった症状も見られます。アパシーシンドロームとうつ病のいちばん大きな違いは、アパシーシンドロームは、どんなに無気力・無関心であっても、不安やあせり、後悔などを感じることがまずありません。本人が苦しくないため、「他人にわかってほしい」などの助けを求めることもありません。そこがうつ病と大きく異なる点です。

治療は主にカウンセリングです。薬は、不眠やイライラなどを改善させるために、あくまでも対症療法的に使われます。うつ病の場合には薬が治療の中心となりますので、対照的です。

なお、五月病とアパシーシンドロームは同じ病気だとする考え方もあります。また、最近は、学生だけでなく、社会人でもこの症状を呈する人たちがいることが報告されています。

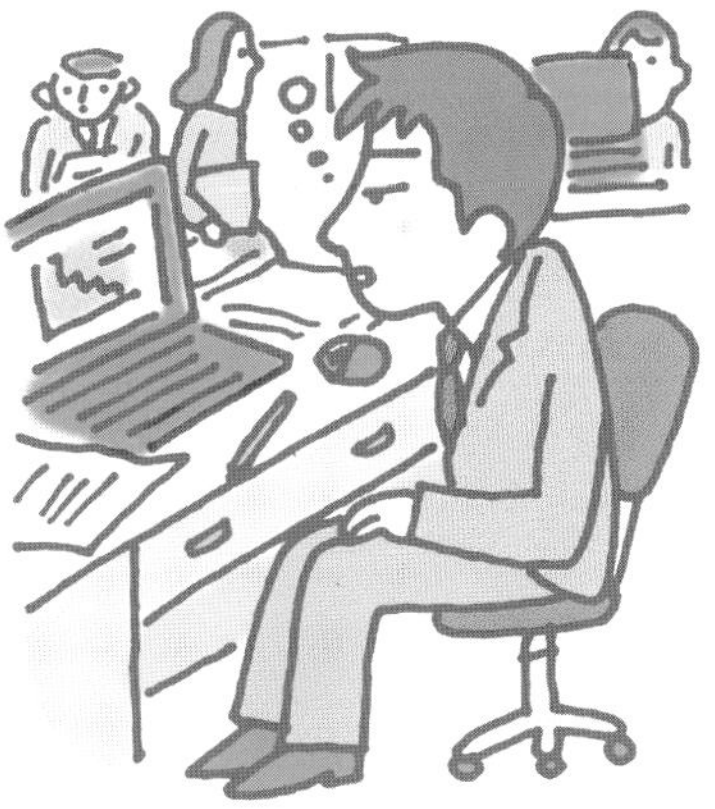

Q 夫が「軽症うつ」と診断されました。軽症うつは軽く見ていると、かえって長引くおそれがあると聞きました。どんな点に気をつけたらよいでしょうか。また、治療法についても教えてください。

A 軽症うつ（軽度うつ）は、その名のように、典型的なうつ病とくらべると症状が軽く、不調を訴えはしますが、仕事や生活の面では大きな支障をきたしていないうつ病のことです。そのため、病院に行くのが遅くなり、結果として発見が遅れてしまう場合があります。ですから、「ちょっと変だな」と思ったら、早めに医療機関を受診することが大切です。

軽症うつの主な症状を次にあげてみます（笠原嘉『軽症うつ病』より）。

●身体面の訴え

睡眠障害・食欲低下・性欲低下・その他の軽度の自律神経症状（頭痛、動悸、めまい感、口渇《こうかつ》、便通異常ないし便秘など）

●精神面の訴え

ゆううつな気分・おっくう感（意欲の減退）・不安（イライラ）・決断不能・自責感（自殺観念）・日内《にちない》気分変動（朝が悪く、夜になると楽になる）

軽症うつは、症状が軽いからといって甘く見るのは禁物です。基本的にはうつ病には違いないので、治療をきちんと受けることが大切です。

また、家族は、患者さんの自殺についても注意する必要があります。軽症うつは、症状が軽いので、気力や体力が残っているために、かえって自殺を決行してしまうことがあるのです。

治療としては、典型的なうつ病とほぼ同様で、薬物療法が基本となります。

ただ、典型的なうつ病にくらべて、精神療法がより有効です。

Q 「仮面うつ病」について、もう少し詳しく教えていただけますでしょうか。

A 「仮面うつ病」（隠れうつ病）というのは正式な診断名ではありませんが、体の不調の陰になってうつ病が見えにくくなっている状態をいいます。つまり、身体症状のみが前面に出て、精神症状がマスク（仮面）をかぶったように隠されているうつ病のことです（仮面うつ病に多い身体症状については28ページ参照）。

こうした症状の患者さんは、内科や外科、眼科や耳鼻科などを回ることが多いのですが、そのたびに異常なしと診断され、最後にようやく精神科や心療内科にたどりつくというケースが少なくありません。

一方、ストレスなどが原因で体の病気になるものに「心身《しんしん》症」と呼ばれるものがあります。これは一つの病気の名前ではなく、ストレスなど精神的な影響によって起こる病気、たとえば胃潰瘍や十二指腸潰瘍をはじめ、さまざまな病気の総称です。

この心身症と仮面うつ病とはきわめて似ていて、鑑別がむずかしいものです。ただ、仮面うつ病の場合は、胃が痛いなどの症状があっても、検査では身体的な異常は見つかりません。一方、心身症は、もともと体の病気なので、検査をすれば異常が発見されます。

なお、仮面うつ病になりやすい性格として、精神医学者のクラールは、「きちょうめん、まじめ、こり性、完璧主義」などをあげています。

Q 最近よく「非定型うつ病」という病名を聞きますが、どのような病気なのでしょうか。

A 「非定型うつ病」とは、従来の「うつ病」（定型うつ病）とはちがうタイプのうつ病（抑うつ状態）のことで、一般的に次のような特徴を持っています。

●20～30歳代の若年者に多く、症状はおおむね軽症で、軽症のうつ病との鑑別がむずかしい。
●仕事では抑うつ的になる（あるいは仕事を回避する傾向がある）が、よいことや楽しいことがあると元気になる。
●仕事や学業上の困難をきっかけに発症する。

ほかに、「不安抑うつ発作」（急に泣き出すなど）や「怒り発作」などが多く見られるようです。

また、パニック障害や社交不安障害（社会恐怖）、強迫性障害、パーソナリティ障害を併発することもしばしば見られ、それが自傷行為（リストカットなど）や過量服薬、自殺企図《きと》につながることもあるので、注意が必要です。

非定型うつ病にかかりやすいとされる性格の特徴は、何かにつけて不安を感じやすい（不安気質）、特に対人関係において不安が強く、人前で極度に緊張する（対人過敏）、目立つのをイヤがる、他者の評価が気になり周囲に気をつかう、物事のとらえ方に偏《かたよ》りがあり、不満が多く被害者意識が強い、自己愛傾向がある、といった点があげられます。なお、非定型うつ病には定型うつ病には見られない興奮症状があり、それが軽躁症状のある双極性障害とまちがわれることがあります（非定型うつ病の治療法については51ページのMEMOを参照）。

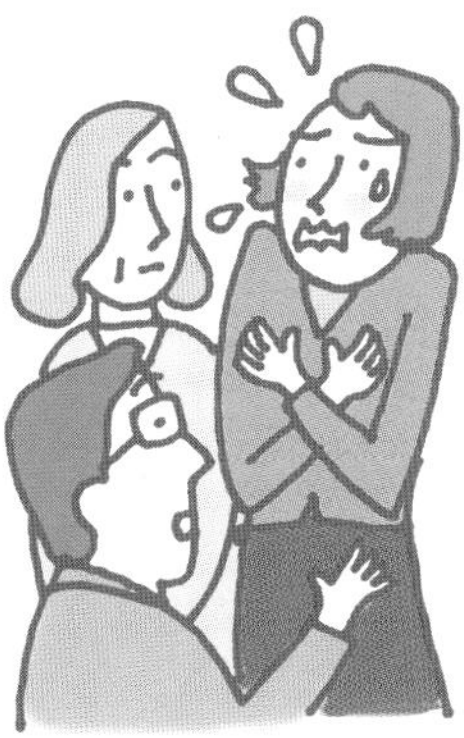

Q 抗うつ薬と抗不安薬の効果や役割の違いについて教えていただけますでしょうか？

A 抗うつ薬は、脳内の神経伝達物質（セロトニン、ノルアドレナリン系）に作用して、うつ状態（抑うつ症状）を改善させる効果を持つ薬の総称です。

うつ病になると、何らかの原因によって脳内のセロトニンやノルアドレナリンの機能が低下し、神経細胞と神経細胞の間の情報がスムーズに伝わりにくくなります。抗うつ薬は、脳内の神経細胞から放出されたセロトニンやノルアドレナリンが再び神経細胞に取り込まれるのを阻害し、神経細胞と神経細胞の間のセロトニンやノルアドレナリンがふえるように働きます。セロトニンやノルアドレナリンは、意欲や活力を伝える働きをしているので、これらがふえることで、抑うつ気分や不安感が改善されます。

抗うつ薬は、その化学構造や作用機序によって「三環系」「四環系」「SSRI」「SNRI」「NaSSA」と呼ばれる5つのグループに分類されます。開発された年代順に、古いものから「三環系→四環系→SSRI→SNRI→NaSSA」となります。新しく開発されたものほど、脳内のターゲットにより選択的に作用するので、治療効果が高く、副作用が少ないという特徴があります。

しかし、必ずしも新しいものほどよいというわけではありません。昔からある三環系や四環系の抗うつ薬は、新しい薬とくらべて値段が安く、経済的な負担が少なくすみますし、また、SSRIやSNRIに反応しない重症例や効果不十分例に使われることがあります。

一方、抗不安薬は、その名の通り、不安、緊張をやわらげる薬です。

抗不安薬のほとんどを占めるベンゾ

ジアゼピン系の抗不安薬は、GABA《ギャバ》と呼ばれる神経伝達物質の働きを強めることで不安や緊張をやわらげる効果を発揮します。

抗不安薬は、薬の作用時間によって次のように分類されます。

●短時間作用型（6時間以内）・中間型（12～24時間以内）…不安発作時の頓用《とんよう》（症状が出たときに服用）に有用。

●長時間作用型（24時間以上）・超長時間作用型（90時間以上）…発作が頻《ひん》発《ぱつ》、不安感が持続する場合に有用。

Q 夫が処方された薬を見たら、抗うつ薬ばかりでなく、抗精神病薬も入っています。夫はうつ病のはずなのですが、実は別な病気なのではないかと心配です。

A うつ病の場合、使う薬は抗うつ薬ばかりではありません。どうして抗うつ薬ばかりではないかというと、医師は患者さんをなるべく早く楽にしてあげたいからです。

まず、しっかりと睡眠をとってもらうという意味で、睡眠薬がよく処方されます。また、うつ病になると便秘がちになりますので、便秘薬が出されることもあります。不安や焦燥感が強い場合には、気分安定薬（気分調整薬）が処方されることもあります。

また、2種類の抗うつ薬を使うこともあります。ゆっくりと効きめがあらわれるものと、早めに効いてくるものを組み合わせたりもするのです。

ご主人に抗精神病薬（強力精神安定剤・メジャートランキライザー）が処方されたというのは、おそらく不安焦燥が強かったり、妄想傾向があらわれたためだと思われます。

このように、うつ病の治療に抗うつ薬だけを使うというのは、むしろ少ないはずです。薬の使い方には、医師の考え方がかなり反映しています。どのような理由（根拠）でその薬を使うかということについては、はじめにきちんと医師から説明があります。患者さんやご家族の方は、これをしっかりと聞いて理解し、もし不明な点があれば遠慮なく確認しましょう。

Q 抗うつ薬を服用すると、うつ状態から躁状態になることがあるそうですが、ほんとうでしょうか。

A 確かに、抗うつ薬を服用中に、うつ状態から躁状態に移行することがあります。このような状態を「躁転《そうてん》」といいます。原因は不明ですが、抗うつ薬で躁転する人は、うつ病ではなく、もともと双極性障害である場合が多いようです。

双極性障害は、うつ状態から発症する人が半分以上を占めています。そのため、うつ病と診断されて抗うつ薬を服用しているうちに躁状態となり、そこではじめて双極性障害と診断されるというケースが多いのです。

躁転のこわいところは、衝動性が高くなる場合があることです。うつ状態のときには気力が出ませんが、躁転で一時的に気力・体力が戻り、その過程で自殺に走るケースがあるので、要注意です（67ページ参照）。

Q うつ病は再発しやすいといいますが、再発の「サイン」のようなものはあるのでしょうか。

A うつ病は、回復したあとに「維持療法」をしないと50～60％が再発するといわれています。維持療法とは、回復してから半年から1年ぐらい、その患者さんにもっとも効果があった抗うつ薬を少量飲みつづけることです。薬を飲んでいれば、もし再発しても症状が軽くてすみます。

うつ病の再発時の症状は初発のときと似ています。不眠やおっくう感、あるいは取り越し苦労がひどくなるなど、少しでも最初にうつ病になったときの感じに近いと思ったら、すぐに以前かかっていた医師にみてもらいましょう（特に不眠症状は再発のサインとして重要）。

一度経験しているのですから、自分でもいつもと違うということは早めにわかると思います。医師のほうも、患者さんのことはよく知っているはずですから、仮に再発した場合でも、迅速に適切な治療をしてくれます。

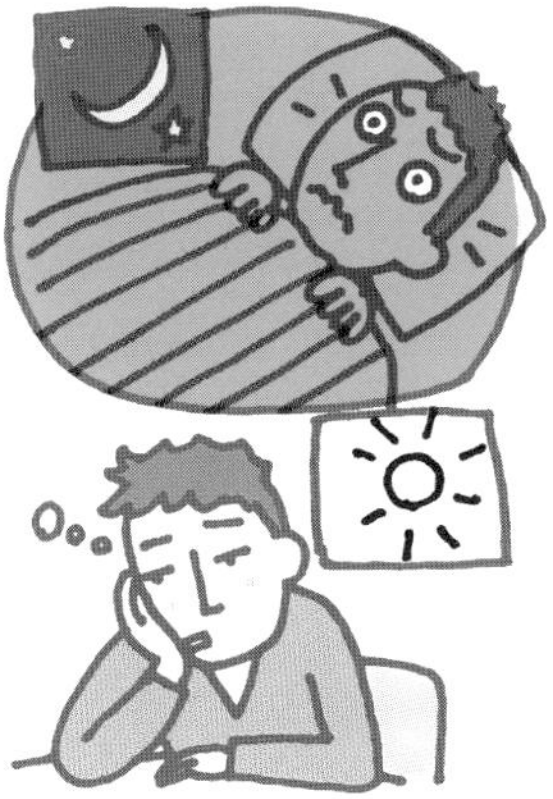

Q 夫のうつ病が回復し、職場復帰するにあたり、会社は夫を楽な仕事の部署に異動させてくれました。ところが、復帰してからしばらくして、また調子が悪くなりました。どうしてでしょうか。

A 会社が配慮をして、復帰にあたって仕事が楽な部署に異動させてくれたのでしょうが、これが裏目に出ることがあります。つまり、本人が会社から必要とされていないとか、左遷《させん》されたと思ってしまうのです。また、うつ病になる人は、もともと環境の変化に弱いという特徴があるので、異動が悪い影響をあたえることがあるのです。

したがって、ご主人の場合は、もとの職場がよほどきついのであればともかく、できれば同じ部署で、ただし仕事は少し軽めにしてもらうというほうがよかったのではないかと思われます。人事異動については、上司が本人の意向を率直に聞くのもよいでしょう。ただし、これは上司との関係が良好であることが前提です。

た行

な行

は行

ま行

や行・ら行

患者のための最新医学　うつ病　改訂版　索引

監修者

坪井康次　つぼい こうじ

東邦大学医学部名誉教授。〈所属学会〉日本心身医学会、日本ストレス学会、日本産業ストレス学会、日本精神保健学会、日本認知療法学会、日本交流分析学会、日本自律神経学会、日本心療内科学会、日本頭痛学会、日本自律訓練学会、日本行動医学会、バイオフィードバック学会、日本不安障害学会。〈資格〉日本心身医学会認定医・指導医、日本心療内科学会専門医・指導医、日本頭痛学会専門医、産業精神保健専門職、日本内科学会認定内科医。

＜著書・監修書＞
『患者のための最新医学　パニック障害　正しい知識とケア　改訂版』（高橋書店）、『軽症うつ』（法研）、『働きざかりのこころの病気』（主婦の友社）、『あなたの医学書　名医の言葉で病気を治す　うつ病』（監修、誠文堂新光社）、『「うつ」を見抜く！　対処する！　プライマリケア医のための　うつ病診療』（編集、メジカルビュー社）、『新版　心身医学』（分担執筆、朝倉書店）、『ここが知りたい　職場のメンタルヘルスケア』（分担執筆、南山堂）、『オウン・メンタルヘルス』（中山書店）ほか

患者のための最新医学

うつ病　改訂版

監修者　坪井康次
発行者　高橋秀雄
発行所　**株式会社 高橋書店**
〒170-6014 東京都豊島区東池袋3-1-1 サンシャイン60 14階
電話　03-5957-7103

ISBN978-4-471-40836-7　

本書の内容についてのご質問は「書名、質問事項（ページ、内容）、お客様のご連絡先」を明記のうえ、郵送、FAX、ホームページお問い合わせフォームから小社へお送りください。

回答にはお時間をいただく場合がございます。また、電話によるお問い合わせ、本書の内容を超えたご質問にはお答えできませんので、ご了承ください。本書に関する正誤等の情報は、小社ホームページもご参照ください。

【内容についての問い合わせ先】
書　面　〒170-6014 東京都豊島区東池袋3-1-1 サンシャイン60 14階　高橋書店編集部
ＦＡＸ　03-5957-7079
メール　小社ホームページお問い合わせフォームから　（https://www.takahashishoten.co.jp/）

【不良品についての問い合わせ先】

ページの順序間違い・抜けなど物理的欠陥がございましたら、電話03-5957-7076へお問い合わせください。

ただし、古書店等で購入・入手された商品の交換には一切応じられません。